간이 양도락치료방법

簡易 良導絡治療方法

편저 : 박 종 갑

법문북스

간이 양도락치료방법

簡易 良導絡治療方法

편저 : 박 종 갑

법문북스

차 례

I. 難聽治療編(主로 感音性難聽)

Ⅱ. 一般治療編

Ⅲ. 反應良導點의 部位 및 그 適應症

簡 易
良導絡治療入門

編 輯 部 譯

難聽治療編（主로 感音性難聽）

第1章 聽覺研究에 關한 最近의
動向 및 著者의 研究成果의 概要

近來 聽覺에 關한 研究, 發達은 눈부시며, 더우기 聽力 檢査面에 있어서는 오디오로지이라는 專門學의 發達과 함께 從來의 檢査法을 一變하여, 急速하게 進步하여 왔다.

또한 乳兒難聽의 早期 發見法도, 補聽器 使用에 依한 早期 言語習得이라는 目的에서 開發되어가고 있다.

最近에는 電子顯微鏡에 依하여 內耳 諸組織의 微細 構造도 점점 밝혀져가고 있으며, 또 內耳生化學의 進步와 함께 內耳液成分의 詳細한 所見이나 그 變動, 音刺激에 依한 內耳酸素 變動等이 盛하게 究明되어 가고 있다.

難聽의 治療面에 있어서는 化學 療法의 發達 手術 療法의 發達에 따라 傳音性 難聽의 治療는 顯著하게 進步하였다. 그러나, 感音性 難聽의 適確한 治療法은 아직도 全無하며, 乳幼兒의 難聽(感音系)에 對해서도 全혀 治療法이 없다. 感音性難聽의 治療法으로서 오늘날 一般的으로 行해지고 있는 方法은 下記와 같은 方法이다.

1. 原因 療法 : 本疾患의 發生 機序에 對해서는 一部의 것을 除外하고는 아직껏 完全하게 解明되지 않고 있다. 따라서 그 原因 療法은 아직도 存在하지 않는다. 또한 原因이 比較的 分明한 騷音 難聽 藥物, 難聽 等에 있어서도 그 原因 除去는 治療라기보다는 豫防이라는 意味에서 意義가 있다.

2. 藥物 療法 : 內耳의 血行 改善劑로써 피로 칼핀, 시클란델레토, 니코진酸 等이 使用되며, 內耳의 代謝賦活劑로서 ViB$_1$, ViB$_2$, ViB$_6$, ViB$_{12}$, ViA, 판트텐酸, 지옥트酸, ATP, 콘드로이진硫酸 等이 使用되며, 때로는 自律神經 遮斷劑, 調整劑나 抗비이르스라는 目的으로 抗生物質이 使用되고 있다.

3. 脊髓液 大量排除法 或은 脊髓液 Pamping法 : 1940年 脊髓液 大量排除法이, 그 後 脊髓液 Pamping 法이 聾啞者에게 行하여져, 有効하였다고 報告되어 있으나 頭痛, 發熱, 惡心, 嘔吐, 耳鳴, 眩氣症, 項部强直 等의 副作用과 効果點으로 보아서 오늘날에는 別로 行해지지 않고 있다. 以上의 治療는 感音性 難聽에 對하여 아직 適確한 方法으로 되지 않고 있다.

中谷博士 創意에 依한 良導絡 治療는 諸種 疾患에 著効가 있으며, 主로 鎭痛의 目的으로 페인크리니크에 應用되며, 耳鼻科面에 對한 記載도 있으나 著者는 難聽에 對하여 보다 좋은 効果를 기두기 위하여 硏究를 거듭하여 우선 難聽治療의 體系 (軍司法)를 形成하였다.

著者가 行하고 있는 硏究 成果의 大要는 다음과 같다.

1. 本治療法은 全혀 아무런 副作用이 없으며, 누구라도 쉽게 實施할 수 있는 療法이다.
2. 乳幼兒 難聽에는 1쿠우르, 20回 以內, 成人의 難聽에는 1쿠우르 30回로 한다.
3. 傳音 難聽에 對하여 : 原因 療法을 行하고 다시 本治療法을 行하면 매우 効果的이다.

4. 感音 難聽에 對하여 :

1) 原因의 如何, 障害 發生 部位의 如何에 關係없이 모든 感音 難聽에 本法을 應用하여 聽能의 改善이 大多數 認定되며, 耳鳴도 大部分 減少된다.

2) 新鮮例로는 純音 聽力, 言語 聽力이 함께 改善되어 治癒되는 例가 많다.

3) 陳舊例가 되면 될수록 治療 成績이 低下되는 傾向이 있으나, 純音 聽力은 言語聽力에 比하여 改善되기 쉬우며 아무리 陳舊라 할지라도 治療後의 成績은 治療前보다 나으며 아주 無効라는 例는 거의 없다.

4) 治療로 改善된 聽能은 그대로 繼續하는 경우가 있으나, 大多數例에서는 自然 減衰하는 傾向이 있다.

5) 純音 聽力과 言語 聽力과는 治療에 依하여 반드시 平行하여 改善된다고는 할 수 없으며, 言語 聽力이 純音 聽力에 先行되어 改善되는 경우와, 純音聽力만이 改善되고 言語聽力은 거의 改善되지 않는 경우도 있다. 即 前者에 있어서는 治療後 短時日 (때로는 治療 30分後)에 應答을 할 수 있는데도 不拘하고, 純音 聽力 檢査에서는 聽力 損失値가 別로 改善되어있지 않는 경우이다. 後者에서는 肉聲, 그 밖의 소리가 잘 들리게 되어 소리의 種類도 곧 잘 判斷할 수 있게 되었으나, 말의 意味를 도저히 모르는 例이다. 後者와 같은 現象은 長時日에 걸친 感音性 難聽者나 先天生 後天性 聾啞者에게서 볼 수 있다.

一般 感音性 難聽者로서 治療에 依하여 "소리는 들리게 되었으나 말을 통 알 수 없다"는 例로는, 그 原因은 聽覺 中樞의 退行 變性에 起因하며, 그 改善은 不可能하지 않을가 하고 著者는 推察한다. 그러나 先天, 後天 聾啞者의 경우는 같은 現象이긴 하나, 그 原因은 聽覺中樞의 變生은 아니고, 소리나 말을 아직껏 들은 적이없다는 無經驗에 主因이 있는 것으로 推察한다. 그 理由는 治療에 依한 聽力 回復後 長時日에 걸친 끊임없는 聽覺 言語敎育으로 遲遲한 速度이기는 하나 單語를 알아듣게 되는 事實과, 같은 年齡으로 더구나 言語 習得後에 感音 難聽이 된 幼兒의 治療 成績과를 比較하면 매우 흡사하기 때문이다. 따라서 聾啞者 (幼兒의)에게는 治療後 聽覺 言語敎育이 絶對 必要하다. 그러나 아무리 長期間의 言語 敎育을 行하여도 正常人과 같이 되는 것은 不可能하지 않을까 하고 著者의 經驗에서 推察된다. 그러므로 乳幼兒 難聽의 治療 時期는 言語 習得期 以前―될 수 있다면 生後 1年以內―이 아니면 안된다. 이時期에 聽力을 改善한다면 그 後의 特別한 言語 敎育의 必要性은 全혀 없으며, 말을 저절로 익히게 된다. 著者가 行하고 있는 治療法은 乳幼兒의 難聽을 어느 程度까지는 改善할 수 있는 경우가 많다.

以上의 意味에서 새삼스럽게 乳幼兒 難聽의 早期 發見, 早期 治療의 必要가 痛感되며, 可及的이면 오늘날 各地의 保健所에서 定期的으로 行하고 있는 乳幼兒 檢診에 肢體 不自由兒 發見뿐만 아니라 難聽兒의 發見도 아울러 行할 것을 提唱하고 싶다.

聾兒에 關한 著者의 研究가 아직 一般에게 理解되지 못하고 있는 理由로는 세 가지가 있다.

1. 聾兒는 지금껏 소리, 말을 들은 일이 없으므로 治療에 依하여 잃은 聽力을 回復하여도 소

리의 種類도 모르거니와 말도 모르며, 正常人같은 反應이 없으며, 治療로써 回復한 聽力은 強한 音刺激에 對하여 쉽게 減衰된다는 일이다. 聽力 檢査 때에도 들리고나서 소리를 認識하며, 스위치를 누를 때까지 相當한 時間이 걸리며 또한 소리의 種類를 判別할 수 없기 때문에 檢査音 以外의 소리가 들리면 純音으로 잘못 알고 스윗치를 눌러 버린다. 따라서 "聾者가 들릴 리 없다"는 見解로 行한 檢査에서는 微妙한 變化를 看過하고 말아 強한 dB로써 듣게 하는 結果 治療前의 聾時期의 오디오그람을 얻게 되고마는 것이다.

2. 言語를 理解할 수 없기 때문에 이름을 불러도 웬만해서는 돌아 보지 않고, 또 聽覺 言語 教育을 行하여도 에, 에게, 를, 는 等의 助詞를 쓸 수 있게 되기는 매우 어려운 일이다. 따라서 近親者를 除外하고는 聾教育者에게도 聾兒가 聽力을 回復하고 있다는 事實을 理解 못 하는 것 같다.

3. 聾治療로서 聽力이 改善되어도 그 後 점점 減衰되는 傾向이 있다는 일이다.

以上이 지금까지 한 研究의 大要인데 아직까지 聽力 回復을 增強하는 面에 있어서도, 또한 한 번 回復했던 聽力이 自然 減衰되는 것을 豫防하는 面에서도 不明한 點이 많으니, 難聽者를 위하여 良導絡醫, 耳鼻科醫 全員이 일어나 追試 究明하시기를 간절히 바라는 바이다.

第2章 聽覺에 關한 豫備 知識
(聽覺, 聽器의 生理, 解剖)

A. 聽器의 官能

1. 聽 能
a. 外 耳
外耳는 耳介와 外耳道로 構成, 어느 程度의 集音과 音源 方向의 判定에 도움을 주고 있다. (그림 1 參照)

b. 中 耳
外耳道와 中耳腔과의 境界에는 비스듬하게 鼓膜이 붙어 있다. 鼓膜의 內側에는 槌骨柄이 付着되어 있고, 다시 砧骨, 鐙骨의 세 개의 耳小骨이 連鎖되었으며, 砧骨은 內耳의 前庭窓에 付着되어 있다. 소리는 鼓膜을 振動하고, 耳小骨에서 強力한 波動이 되어 內耳에 傳達된다.

中耳腔은 鼓膜의 內側에 있는 四陵錐形의 空間인데 鼓室, 上鼓室, 乳突洞, 乳突蜂巢 等으로 나뉘어져 있다. 鼓膜의 바로 內側의 空洞을 鼓室이라 하고, 그 윗쪽의 空洞을 上鼓室이라 한다. 上鼓室에는 세 개의 耳小骨이 있다. 鼓室의 前方에는 耳管이 開口하고 있으며, 耳管을 通하여 咽頭로 通하고, 鼓室의 後方은 乳突洞이 있고, 다시 蜂巢에 이어져 있다. 耳管은 中耳腔 上咽頭를 連結하고 있는 가느다란 管이며, 中耳腔內의 氣壓과 外氣壓을 고르게 하여 주는 구실을

하고있다. (그림 1 參照)

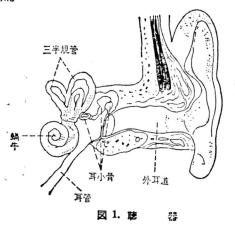

三半規管

蝸牛

耳小骨

外耳道

耳管

図 1. 聽 器

c. 內 耳

內耳는 側頭骨內에 있는 空洞(骨迷路)과 그안에 充滿하고 있는 外淋巴 속에 떠있는 膜性迷路로 이루어졌고, 膜性迷路 속에는 淋巴가 가득차있다. 內耳는 前庭, 半規管, 蝸牛의 3部로나 눌 수 있다.

   i. 前庭 : 西洋배(梨)의 形狀을 하고 있으며, 前庭窓을 따라 中耳腔과 連結, 前下方은 蝸牛에 後上方은 半規管에 이어져 있다.

   ii. 半規管 : 세 개의 半規管으로 이루어졌으며 서로 거의 直角으로 交叉하여 平衡覺에 關係가 있다.

   iii. 蝸牛 : 소리를 感知하는 구실을 하는 데며, 骨蝸牛 안에는 蝸牛管이 있고, 骨蝸牛에는 外淋巴, 蝸牛管 안에는 內淋巴가 充滿

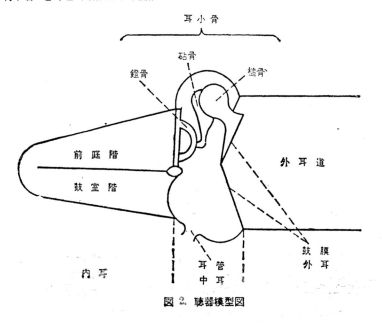

耳小骨

砧骨

鐙骨

槌骨

前庭階

鼓室階

外耳道

鼓膜

外耳

內耳

耳管

中耳

図 2. 聽器模型図

해 있다. 骨蝸牛의 外淋巴腔을 前庭階와 鼓室階로 나누고, 兩者는 殼頂에서 連絡되어 있다.

蝸牛管은 骨蝸牛의 入口에서 속까지 全長에 걸쳐 前庭膜과 基底膜으로 애워싸였고 前庭階와 라이스넬膜, 鼓室階와는 基底膜으로 境界지어겼고, 基底膜上에는 聽覺 受容器로서의 콜티器가 있다.

콜티器는 有毛細胞와 그 위를 뒤덮고 있는 蓋膜으로 이루어져 있다. 外耳, 中耳를 傳해온 音 刺激은 內耳에 傳해져 基底膜을 振動시키고, 다시 有毛細胞와 蓋膜과의 사이에 收縮 運動이 생겨

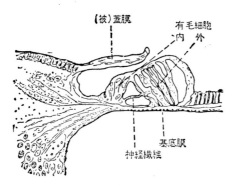

図 3. Corti 器

이 機械的 에너지가 電氣 에너지로 變換하여 (이것을 有毛細胞의 興奮이라 한다) 神經 織 維에 傳達된다.

神經 織維에 傳達된 興奮은 라센神經節, 內耳神經, 延髓를 거쳐 兩側性에 上行하여 腦幹의 神經을 媒介로 大腦皮質에 傳해진다.

　　　　(그림 3. 參照)

2. 均衡 作用

이 책에서는 均衡 作用에 對해서는 省略한다.

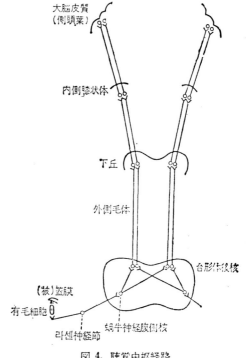

図 4. 聽覚中枢経路

B. 難 聽 의 種 類

難聽이란 聽力의 低下를 意味하며 이른바 귀가 멀다, 다른 사람의 말이 잘 들리지 않는 것을 말하는 것이다.

1. 現象面的 分類

難聽은 그 現象面에서 다음과 같이 分類된다.

1. 低音, 高音 다함께 障害가 되어 소리가 들리지 않고 말도 잘 모르는 경우.

2. 低音은 잘 들리지만 高音이 잘 들리지 않는 경우

3. 高音은 잘 들리는데 低音이 잘 들리지 않는 경우.

4. 低音도 高音도 다 잘 들리지만 그 안의 周波數(cps)의 一部만이 잘 들리지 않는 경우
(예컨대 4000cps만 잘 들리지 않는다)

5. 소리는 잘 들리지만 말을 전연 알 수 없는 경우

6. 소리는 잘 들리지 않는데 말은 잘 알아듣는 경우 (難聽의 程度가 實際보다 가볍게 보이는 경우)

7. 작은 소리는 거의 들리지 않는데 소리를 크게 하면 갑자기 귀찮을 만큼 잘 들리는 경우
(리쿨트멘트 現象)

2. 部位的 分類

難聽은 그 障害 發生 部位에서 다음과 같이 分類된다.

a. **傳音難聽** (傳音性難聽, 傳音系難聽)

外耳, 中耳, 內耳의 一部 (內耳窓에서 感覺細胞에 이르는 사이) 障害가 있는 경우를 傳音難聽이라 하고, 外耳에 障害가 있는 경우를 外耳傳音系, 中耳에 障害가 있는 경우를 中耳傳音系, 內耳의 一部에 障害가 있는 경우를 內耳傳音系로 區別하여 부르는 일이 있는데 一般的으로 傳音 難聽이라 했을 경우는 主로 外耳, 中耳의 障害를 뜻한다.

b. **感音 難聽** (感音性 難聽, 感音系 難聽)

內耳 感覺 細胞에서 聽神經, 聽覺中樞路, 大腦皮質 聽覺中樞에 이르는 經路에 障害가 있을 경우를 感音 難聽이라 하고, 障害의 發生 部位, 發生 狀況에는 아직도 알지 못할 일이 적지 않다. 感音 難聽을 다시 內耳性 難聽(蝸牛性 難聽)과 後迷路性 難聽(神經性 難聽)으로 나누는 경우도 있다.

c. **混合 難聽** (混合性 難聽)

傳音系와 感音系의 양쪽이 障害되었을 경우를 混合難聽이라 한다.

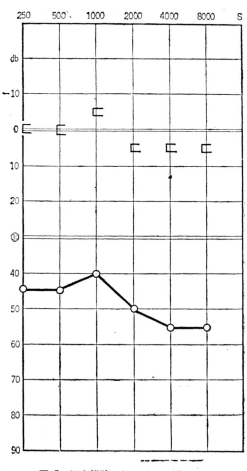

図 5. 伝音難聽 의 오디오그람

3. 傳音 難聽의 原因, 治療 및 오디오 그람에 依한 診斷

a. 外耳道 閉鎖에 依한 難聽

耳垢가 가득하게 막혀서 소리의 傳導를 障害할 경우가 있다. 耳垢를 除去하면 難聽은 消失된다.

b. 鼓膜의 穿孔, 缺損에 依한 難聽

鼓膜의 缺損度가 클수록 難聽의 程度가 무겁다. 鼓膜의 穿孔, 缺損을 修復하는 것으로써 難聽이 輕減된다.

c. 中耳炎, 耳管炎(耳管狹窄)에 依한 難聽

抗生物質 使用, 鼓膜 切開, 鼓室形成術, 耳管通氣法 等을 實施한다.

d. 耳小骨의 障害에 依한 難聽

鐙骨 手術, 內耳 開窓術 等이 行해지고 있다.

傳音 難聽이라도 그 原因 治療를 行하여도 아직 難聽이 存續할 경우에는 著者가 行하고 있는 良導絡 治療를 行하여 보는 것이 賢明하다. 이로써 聽力이 改善되는 수가 많으며, 때로는 劇的으로 좋은 效果를 얻을 때가 있다.

傳音 難聽의 오디오그람은 氣導 聽力이 障害되고 있는데도 不拘하고, 骨導聽力은 거의 障害받지 않는 것이 特徵이며, 氣導 聽力의 障害程度도 約 60dB까지며, 이 以上의 聽力 損失이면 感音系의 障害가 疑心된다. (그림 5. 參照)

4. 感音性 難聽의 原因, 治療 및 오디오그람에 依한 診斷

感音 難聽의 原因은 多岐多樣하여 明確하게 決定할 수 없는 경우가 많고, 따라서 그 治療도 決定的 效果가 있는 方法이 없으며, 오늘날의 醫學으로는 治癒할 수 없는 難聽으로 치고 있다. 그러나 著者가 行하고 있는 方法은 매우 有效한 治療法이며, 新鮮例로는 全治시키는 일이 많고, 陳舊例로도 改善시키는 수가 많다. 感音難聽 가운데 比較的 原因이 分明한 것은 下記의 名稱이 붙어 있다.

a. 메니엘病

眩氣症, 難聽, 耳鳴, 惡心, 嘔吐 等이 發作的으로 생기며, 더우기 이와 같은 發作이 가끔 일어나는 것을 메니엘病이라 한다. 發作의 持續時間은 10分 以內인 것이 많고, 發作의 回數는 週 1~2回인 것에서 몇 달만에 1回인 것도 있다. 發作할 동안은 거의 自覺症狀이 없으며 聽力 障害는 一側性일 때가 많다.

b. 騷音性 難聽(職業性 難聽)

騷音이 發生하는 職場에서 일하는 사람들에게 音響 刺戟 때문에 出現하는 難聽이다. 騷音의 種類로는 長時間 繼續되는 音響과 다이나마이트처럼 短時間에 發하는 音響이 있다.

c. 突發性 難聽

무슨 原因이라고도 할 수 없는데 突發的으로 發生하는 高度의 難聽이다.

d. 藥物에 依한 難聽

抗生物質(스트랩트마이신, 카나마이신, 네오마이신 等) : 키니네, 헤노포지油, 四鹽化炭素 等
에 依하여 일어나는 難聽이다.

e. 頭部外傷, 聽神經 腫瘍에 依한 難聽

外傷이나 腫瘍으로 中樞神經系에 器質的 變化가 생긴 難聽은 回復 不能이다.

f. 老人性 難聽

人間이 나이를 먹는데 따라 생겨나는 難聽이며, 內耳나 聽神經 그밖의 老化 現象에 起因한다,

g. 乳幼兒의 難聽

乳幼兒의 難聽은 從來는 出生時를 境界로 先天性, 後天性이라고 일컬어져 왔으나 最近에는 다
음과 같이 나뉘어지고 있다.

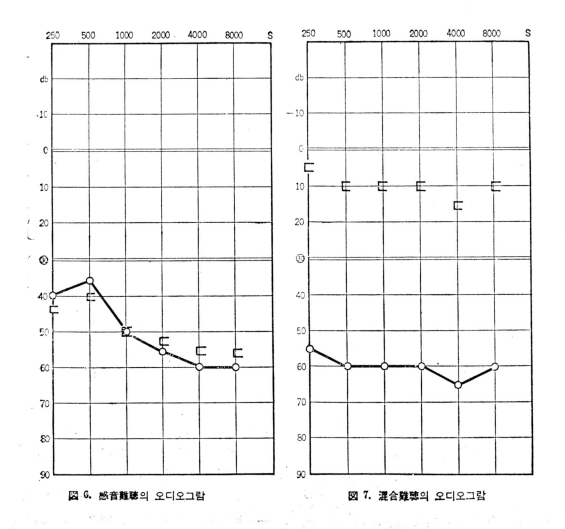

図 6. 感音難聽의 오디오그람   図 7. 混合難聽의 오디오그람

i. 遺傳性 難聽：遺傳이 原因이다.

ii. 胎生期 難聽：母體의 姙娠中에 發生하는 難聽이다. 即 姙娠中의 母體가 風疹等에 感染되었기 때문에 胎兒가 難聽이 된 경우이다.

iii. 周産期 難聽：出産時의 異常, 未熟兒에게 發生하는 難聽이다.

iv. 後天性 難聽：幼兒期에 發生하는 難聽이다.

感音性 難聽의 治療(오늘날 一般的으로 行해지고 있는 治療)

1. 原因이라고 생각되는 것을 治療라기 보다는 豫防의 意味로 除去한다.

2. 藥物 療法

內耳의 血行改善劑, 內耳의 代謝 賦活劑, 自律神經 調整劑 또는 遮斷劑, 抗生物質의 投與 等이 行해진다.

感音 難聽의 오디오그람은 氣導 聽力, 骨導 聽力이 함께 같은 모양으로 障害되어 있는 것이 特徵이다. 即 氣導, 骨導 兩閾値가 거의 一致한다. (그림 6. 參照)

混合 難聽의 오디오그람은 氣導 聽力, 骨導 聽力이 함께 障害되어 있으나 骨導 聽力의 障害가 氣導 聽力의 경우에 比하여 輕度인 것이 特徵이다. 即 氣導骨導 兩閾値가 上昇되어 있으나 骨導 閾値 上昇은 氣導 閾値 上昇보다 輕度이며 兩閾値 사이는 相當히 떨어져 있다. (그림 7 參照)

5. "聾"이라는 말의 意味

獨逸에서는 聾(Taubheit)이란 高度의 難聽으로 日常의 會話를 聽取할 수 없는 것을 가르키며, 우리 나라에서도 같은 意味로 解釋되며, 純音 檢査에서 聽力 損失이 30dB 以下를 輕度 難聽, 30~50dB를 中等 難聽, 80dB 以上을 "聾"이라 하고 있다.

美國, 英國에서는 難聽이라는 意味로 聾(deafness)이라는 말을 使用하는데 輕度의 難聽을 Partial deafness. 高度의 難聽을 Complete deafness라고 한다.

聾啞者의 경우, 先天聾, 後天聾이라는 말이 使用되지만 先天的, 後天的으로 難聽이기 때문에 言語를 귀로 習得할 수 없어서 口話法으로 習得하기 때문에 正常人과 다른 聾者 特有의 말을 發한다.

C. 聽 力 의 檢 査

聽力 檢査의 詳細한 것은 專門書를 읽으시기를 바라고, 여기서는 槪略만을 記述한다.

從來의 醫學에서는 乳幼兒의 難聽을 積極的으로 改善하는 方法이 거의 없었기 때문에 早期 檢査의 意義가 薄弱하여 약간의 殘聽이 있는 幼兒에게 補聽器를 달아 早期에 言語를 習得시키든가 아니면 口話法을 習得시키기 때문에 聾幼稚部를 紹介하는 意義밖에 없었다. 그러나, 最近 殘聽의 有無에 不拘하고 早期 補聽器 使用에 依한 早期 言語敎育이 行해지기 시작되어 이런 意味에서 幼兒 難聽의 早期 發見이 要求된다.

그러나 著者가 行하고 있는 治療法(軍司法)으로는 乳幼兒의 難聽의 大部分이 積極的으로 改善된다. 따라서 言語 習得期 以前(生後 1年 以內)의 早期 發見, 早期治療가 要望되며, 이로써 聾啞者으로의 移行을 防止할 수 있다.

오늘날 一般的으로 行해지고 있는 聽力 檢査를 大別하면 다음과 같이 된다.

1. 乳兒의 경우

a. 驚愕反應 聽力檢査

强한 音刺戟에 對하여 눈을 움직인다, 돌아본다, 운다, 웃는다, 소리를 낸다 하는 따위의 反應의 有無로 聽力 障害의 有無를 調査한다.

b. 腦波를 應用하는 聽力檢査(EEG 檢査)

2. 1~2歲兒의 경우

a. 驚愕反應 聽力檢査

b. 腦波를 應用하는 聽力 檢査

c. 條件詮索 反謝聽力檢査(COR 檢査)

幼兒에게 興味가 있는 물건을 보이면 幼兒는 그 方向으로 돌아본다. 이때 소리를 낸 뒤에 보이는 動作을 되풀이하고 있으면 幼兒는 소리를 듣기만 하여도 돌아 보게 된다. 이 돌아보기 運動의 有無로 難聽의 有無를 判定한다.

3. 3歲兒 以上인 兒童의 경우

a. 電氣性 皮膚反謝(GSR 또는 PGR 檢査)

精神性 發汗에 依한 皮膚 抵抗의 減少를 檢出하는 方法이다.

b. 遊戱 檢査(Play Audiometry)

소리가 들렸을 때 단추를 누르면 幼兒가 興味를 끌기 쉬운 그림이 나타나 보이는 따위, 幼兒의 興味와 條件 反謝를 利用한 檢査法이다.

c. 腦波를 應用하는 聽力 檢査

4. 年長兒 및 어른의 경우

a. 오디오메타에 依한 聽力 檢査

b. 音叉에 依한 聽力 檢査

i. 슈와바흐法 : 音叉(C音叉)를 振動시켜 被檢 耳側의 乳突部에 대고 그 소리를 끝까지 듣게 하여 그 可聽 時間을 健側의 경우와 比較한다.

傳音 難聽…健側과 마찬가지로 長時間 들린다. 陽性 (＋)

感音 難聽…被檢耳의 可聽 時間이 短縮된다. 陰性 (－)

ii. 웨에바法 : C音叉를 振動시켜 前額의 中央에 대고, 左右의 어느쪽에 强하게 울리는가를 檢査한다.

傳音 難聽…患側에 울린다.

感音 難聽…健側에 울린다.

iii. 린네法 : C音叉를 振動시켜 乳突部에다 대고, 들리지 않게 되면 바로 音叉를 外耳導 入口에 가져와 소리가 들리는가 안들리는가를 檢査한다.

傳音 難聽…骨導보다 길다.

感音 難聽…骨導, 氣導가 함께 短縮하되, 骨導가 氣導보다 짧다.

乳幼兒의 聽力 檢査는 반드시 正確을 期하기 어렵다. 그러므로 難聽의 疑心이 있는 乳幼兒는 모두다 治療를 받을 일이다. 治療 回數의 限度가 音刺戟에 對하여 反應하는가 어떤가를 目標로 한다. 반드시 袖手傍觀하여 聾啞兒로 만들어서는 안된다.

D. 오디오메타에 依한 聽力 檢査

1. 用語의 意味

a. 周波數

音의 高低를 決定하는 要素인데 1秒間의 振動數로 나타내고, cps, c/s, H₂(헬츠)等의 記號를 使用한다.

b. 데시벨(dB)

音의 세기(强)를 나타내는 單位이다.

c. 폰(phon)

소리의 크기를 나타내는 單位이다.

d. 오디오그람(Audiogram)

純音 聽力 檢査의 結果를 記入한 그라프인데 橫軸에 周波數(cps), 縱軸에 音의 세기(dB)를 나타내고 있다.

e. 聽力 損失

소리로서 느끼는 가장 작은 소리의 세기를 最小聽閾値, 또는 聽力損失値라고 하며 dB로 나타낸다.

f. 平均 聽力損失

氣導오디오그람으로 周波數 500cps(a), 1000cps(b), 2000cps(c)의 各聽力 損失値에서 다음과 같이 算出한다.

$$平均聽力損失 = \frac{a+2b+c}{4} dB$$

g. 可聽 音域(Auditory Area)

소리로서 들을 수 있는 振動數의 세기의 範圍를 可聽 音域이라 하고, 소리로서 들을 수 있는 最小의 音의 세기를 最小 可聽域이라 하며, 너무 强하여 소리로서의 느낌이 없어지는 限界를 最

大可 聽域이라 부른다.

h. 會話 音域(Speech Range)

會話音의 主要 振動數는 250~4000cps이며, 言語 聽取에는 500, 1000, 2000cps가 必須 不可缺한 範圍이기 때문에 250~4000cps를 會話 音域으로 하고 있다.

i. 純音 聽力

難聽에는 소리는 들리지만 말을 알지 못하는 경우가 있다. 따라서 音(純音)을 들을 수 있는 能力을 純音 聽力이라 한다.

j. 言語 聽力

말을 알아 듣는 聽力을 말한다.

k. 리크르멘 트現象

작은 소리는 들리지 않으나, 소리를 强하게 하면 健耳와 같은 程度거나 또는 오히려 크게 느끼는 現象을 리크르트 멘트라하고 더구나 콜티器의 有毛 細胞(內耳)에 障害가 있을 경우에 陽性이 된다. 따라서 리크르트멘트陽性은 內耳 障害를 意味한다.

오디오메타(audiometer)는 電氣的으로 純音을 發生시켜 普通 5dB刻의 減衰器를 通하여 氣導 또는 骨導 受話器로 純音을 被檢耳에 듣게하여 그 聽力을 測定하는 器械이며, JIS規格에 따라 診斷用과 選別用으로 나뉘어진다. 前者는 聽能의 程度, 難聽의 種類 等을 決定하는데 쓰이고 後者는 學校, 工場 等에서 短時間 사이에 많은 사람들의 難聽의 有無를 檢査할 경우에 使用된다.

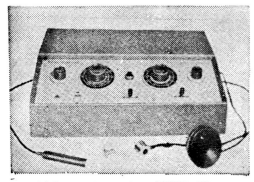

図 8. 오디오메타   (診斷用 II型)

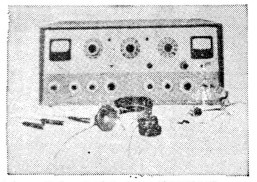

図 9. 오디오메타   (診斷用 I型)

오디오메타는 精密 機械이기 때문에 해마다 한 번씩 較正이 必要하다.

檢査音은 普通 250, 500, 1000, 2000, 4000, 8000cps의 6種이 쓰인다. 聽力 檢査 가운데서도 **氣導** 聽力 檢査는 特히 重要하다. (그림 8 參照)

2. 氣導 聽力 檢査

a. 檢査前의 注意

i 外來音이 없는 조용한 房이나 또는 場所에서 檢査할 必要가 있다.

ii 幼兒難聽으로 著者가 行하고 있는 治療 實施中 또는 實施後의 檢査에서는 回復하기 시작한 聽力은 아직도 幼弱하여 조금만 强한 소리라도 대번에 들리지 않게 된다는 것을 念頭에 두고, 되도록이면 强한 소리는 오래 듣게 하지 않도록 하여 다른 聽力 檢査(拍手, 큰소리 等의 可聽 有無)를 參考로할 일이다.

b. 檢査法

普通 처음에는 周波數 1000cps에 다이알을 맞추고, odB부터 점점 强한 소리로, 들리기 시작할 때까지 들린다. 들리기 시작했을 때는 5dB弱으로 하여 可聽의 有無를 調査한다. 記錄에는 가장 最小의 可聽 dB를 聽力 損失値로 하여 記入한다. 聽力 損失 다이알 눈금은 5dB刻으로 되어 있고 各 눈금으로 檢査音을 聽取시키는 時間은, 一般 難聽者이면 大體로 1~2秒, 聾者일 경우에는 2~數秒가 適當하며, 斷續器를 使用하여 가끔 소리를 斷續시켜 바르게 들리고 있는가 어떤가를 調査한다. 1000cps에서의 檢査가 끝나면 一般으로 高音으로 向하여 各周波마다 檢査한다. 8000cps에서의 檢査가 끝나고 한번 더 1000cps로 돌아가 조금전의 聽力損失値(dB)가 正確한가 그렇지 못한가를 檢査하고, (±5dB 以內가 正이라 하고, 弱한 쪽의 소리를 聽力 損失値로서 採用한다). 正確했을 경우에는 500cps, 250scp 하는 식으로 低音을 向하여 各周波數마다 調査한다.

難聽의 種類에 따라서는 (이를테면 漸傾型일 경우) 低音域에서 閾値 測定을 시작하는 것이 좋을 때도 있다. 自記 오디오메타에서는 低音域에서 高音 域으로 測定이 自然히 移動하도록 되어 있다.

c. 氣導 聽力檢査인 경우의 마스킹

左右 兩耳의 聽力差가 40dB 以內인 경우에는 上記의 檢査로 괜찮지만 40dB 以上일 경우는 檢耳에 준 氣導 檢査가 檢耳의 閾値에 이르지 않은 사이에 非檢耳로 듣고 말아 檢査가 되지 않는다. 따라서 檢耳의 檢査音이 非檢耳에 들어가지 않도록 非檢耳에 雜音을 들려 주면서 聽力 檢査를 한다. 이것을 노이즈에 依한 마스킹(ma-sking)이라 하며, 노이즈로는 50폰(phon)의 白色 雜音(white noise)를 使用한다.

Overmasking…노이즈가 너무 强하면 이 때문에 檢耳의 聽力이 實際보다 나쁜 것처럼 잘못된 오디오그람을 얻게 된다. 이것은 오바 마스킹이라한다.

3. 骨導 聽力 檢査

骨導 聽力 檢査는 아직도 分明치 않는 點이 있어서, 骨導 聽力 檢査値는 氣導 聽力 檢査보다 劣等하며, 骨導로 聽力 損失値를 測定할 수 없는 귀(耳)도 있다. 그러나 骨導 聽力 檢査를 氣導 聽力 檢査値와 比較함으로써 障害 發生部位가 傳音系, 感音系의 어느편에 있는가를 判定할 수 있다. 이런 뜻에서 骨導 聽力 檢査는 重要하다.

a. 檢査法 및 마스킹

普通 骨導 受話器를 檢耳의 乳突部에 一定한 壓力으로 바르게 대면 (最近에는 乳突部는 不安定하여, 部位가 약간 빗나가도 測定値가 變化하므로 前額 正中部에 대는 것이 좋은 것으로 알려

I. 難聴治療編

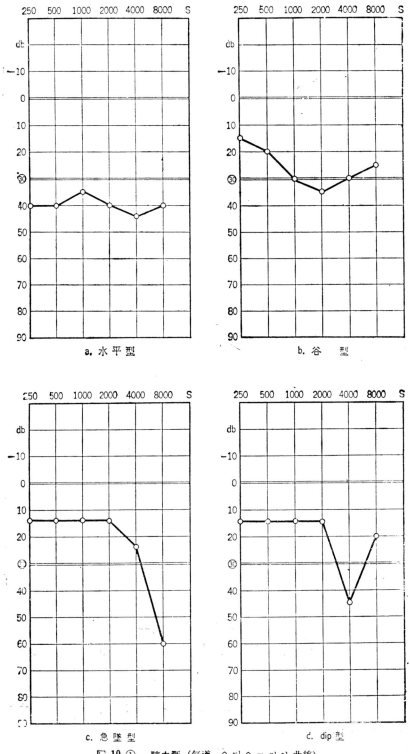

a. 水平型

b. 谷　型

c. 急墜型

d. dip 型

図 10-①.　聴力型（気導 오디오그람의 曲線）

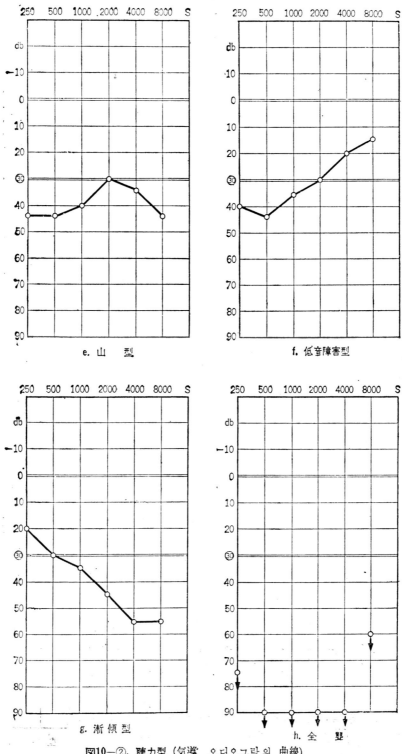

図10—②. 聽力型 (気導 오디오그람의 曲線)

져 있다) 測定 方法은 氣導 聽力 檢査의 경우와 같다. 測定하는 周波數는 250cps에서 8000cps까지이다. 骨導 檢査에서는 반드시 마스킹을 行하지 않으면 안된다. (但 兩耳 骨導閾의 差가 10dB 以內인 경우에는 마스킹을 使用하지 않아도 된다.)

노이즈의 세기…骨導에서는 한쪽의 檢査音이 5dB 以上이 되면 다른 쪽의 귀로 傳해져 버린다. 따라서 노이즈의 세기는 兩耳의 骨導 聽力差(=骨導閾値差) 보다 5dB 程度 强하게 하는 것이 適當하다.

b. 오디오그람의 記載法

i 氣導 聽力 損失値 (氣導 最小可 聽閾値)를 右耳는 ○, 左耳는 ×로 表示하고, 實線으로 連結한다. 最强音으로도 들리지 않는 경우 (即測定 不能)에는 그 値의 자리에 ○, 或은 ×표를 하고 實線으로 連結하지 않고 ↓표를 한다.

ii 骨導 聽力 損失値(骨導最小 可聽閾値)를 右耳는 ⊏, 左耳는 ⊐로 表示하되 線으로 맺지 않는다.

iii 마스킹을 使用할 경우에는 노이즈의 種類나 세기(强度)를 오디오그람에 記入하여 두지 않으면 안된다.

c. 氣導 오디오그람 曲線

이것은 氣導 聽力 損失値를 實線으로 連結한 曲線을 말하고, 曲線의 型에 따라 어떤 特定의 疾患을 推定하는데 도움이 되는 일이 적지 않다. 特히 騷音難聽이나 스토마이 難聽에는 早期에 4000 或은 8000cps가 障害되는 일이 特徵이다. (그림 10 參照)

d. 自記 오디오메타

Bekésy型 오디오메타라고도 불리어지며 構造上 다른 으디오메타와 根本的인 差異는 없다.

本器의 特徵은 被檢者가 스위치를 들리면 누르고, 들리지 않게 되면 놓는 操作에 따라 一定한 速度로 自動的으로, 聽力 損失値가 波形狀으로 記錄되어 周波數도 低音域에서 高音域으로 移動하는 일이다. 또한 周波數를 一定한 値에 固定하면 JIS規格의 診斷用오디오메타처럼 使用할 수 있다. 聽力 損失値(dB)는 記錄된 振幅의 中間을 取한다. (그림 11~a 11~b 參照)

4. 스크리닝 테스트(選別 檢査)

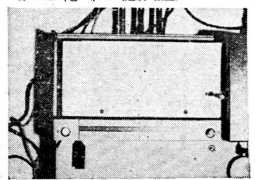
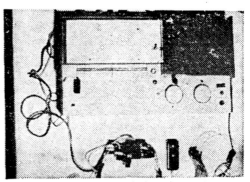

図 11-a. 自記 오디오메타 (AA-35B型)   図 11-b. 自記 오디오메타 (AA-35B型)
　　　　　오디오그람

a. 騷音 難聽에서는 4000cps가 障害받기 쉬우므로 工場같은데서 많은 사람들을 調査할 경우에는 4000cps에 對해서만 檢査하는 경우가 있다.

b. 스토마이 難聽에서는 8000cps가 빠르게 障害되기 쉬우므로 스토마이 治療中은 가끔 8000cps에 對해서만 檢査하여 早期 發見에 도움을 주는 경우가 있다.

c. 學童들은 學校 保健法에 따라 1000cps와 4000cps의 兩周波數로 難聽의 有無를 檢査하게 되어 있다.

5. 耳栓 骨導 檢査

正常耳의 外耳導를 有孔耳栓으로 막으면 低音部의 骨導 聽力이 增强 한다. 이 現象은 傳音系가 障害된 경우는 認定되지 않는다. 있어도 極히 근소하다. 이 骨導 聽力差를 利用하여 傳音障害의 有無를 判定한다.

6. 語音 聽力 檢査(Speech Audiometry)

難聽中에는 소리는 들리지만 말을 모르는 경우가 있다. 말을 어느 程度 理解할 수 있는가를 檢査하는 것이 本法이다.

a. 語音 聽取閾値 檢査

純音에 依한 聽力損失値 測定法과 마찬가지로 最小 可聽閾値를 檢査하는 方法이다. 卽 테이프 레코다. 또는 錄音盤에 吹込한 一定한 檢査 用語 (表 1과 같은 1桁數字)를 充分히 들리는 强度에서 5~10dB씩 減音되며, 各段階에서의 正確率을 求한다. 正確率이 50% 일 때 이 音의 强度를 聽取閾値라 한다.

b. 語音 弁別 能力

語音 弁別 能力 測定用語表를 使用하여 10~20dB 段階로 듣게 하고, 各段階의 正確率을 求하여, 그것들을 連結하여 하나의 曲線을 만들고 (이것을 語音 明瞭度曲線이라 한다) 이 曲線의 最高點(明瞭度의 높은 값)을 最高 明瞭度 또는語音 辨別能力이라 한다. (表 2 參照)

語音 聽取閾値와 語音 辨別能力을 圖表에 記入한 것을 語音 聽取圖(Speech Audiogram)이라 한다.

表 1. 語音聽取閾値測定用語 리스트

4	2	7	3	5	7
5	3	2	6	2	3
7	4	6	7	3	6
2	6	5	4	7	5
6	7	3	5	4	4
3	5	4	2	6	2

表 2. 語音辨別能力測定用語 리스트

가	대	와	고	구	니	태	도	카	나
마	노	오	타	시	이	수	키	사	우
라	모	루	아	치	리	다	요	지	하
미	무	후	히	매	찌	바	로	세	개
토	내	야	소	애	래	코	호	유	차

第3章 難聽 治療에 豫備知識

A. 良導絡 治療 (電氣 治療, EAP療法 Electrical Acupuncture)

良導絡 治療란 1949年 中谷義雄 博士가 皮膚 通電 抵抗을 研究하다가 良導點, 反應 良導點, 良導絡을 發見하고 이 反應 良導點에 電氣 刺戟 (때로는 熱刺戟 銀粒 刺戟等)을 주어서 疾病을 輕快, 治癒시키는 治療法이며, 特別히 刺激의 種類名을 붙이지 않는 경우는 良導絡 治療라고 하면 一般的으로 電氣針治療를 가르키고 있다. 著者의 難聽 治療法(軍司法)도 良導絡 治療를 耳鼻科面에 變法應用하며 또한 藥物 療法中에서 效果的인 藥物使用을 應用하여 體系를 세운 것이다.

B. 良 導 點

良導絡 測定器(노이로메터)를 使用하여 皮膚에 2.1볼트의 微弱한 電流를 通하여 皮膚의 各 部位의 皮膚 通電 抵抗을 測定하면 그 周邊에서 特히 電流가 通하기 쉬운 部位가 相當히 많이 發見된다. 그 部位를 良導點이라 부르며, 主된 良導點은 疾病에 依하여 反應 良導點이 될 수 있다.

C. 反應 良導點

電壓을 21볼트로 낮추어 測定하면 良導點은 보통 不鮮明하게 되나, 疾患에 따라서는 特定한 良導點만 特히 鮮明하게 나타나고, 여기에 一連番號가 붙여져 있다. 이 特定의 良導點을 反應 良導點이라 부르며 보통 治療點으로서 使用된다.

D. 良 導 絡

反應 良導點을 連結한 一定한 型을 良導絡이라 부르고, 一連의 交感 神經의 興奮性이 高調되므로써 일어난다고 하며, 疾病에 따라서는 特定한 良導絡이 特히 分明하게 된다. (即 疾病에 關係가 있는 良導點이 反應 良導點이 되어 特히鮮明하게 나타난다.)

良導絡은 現在 左右 對稱, 同型이 24種, 前正中, 後正中의 計26條가 發見되어 있다.

손의 良導絡은 6條가 있는데 손(Hand)의H를 取하여 $H_1 \sim H_6$良導絡이라고 이름을 붙이고, 발의 6條는 발(Fuss)의F를 取하여 $F_1 \sim F$ 良導絡이라고 이름을 붙이고, 前正中 良導絡을VM 良導絡, 後正 中良導絡을 HM 良導絡이라고 부르고 있다. (中谷)

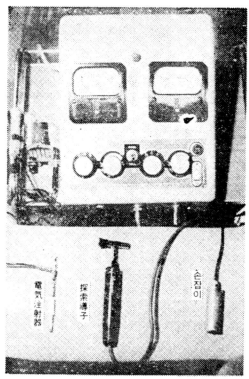

図 12. 노이로메타 **N-D 型**

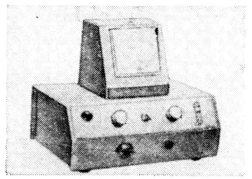

図 13. 노이로메타 **A-M 型**

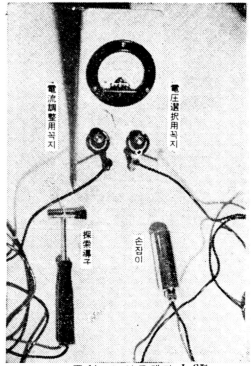

図 14. 노이로메타 **L-C型**

E. 노이로메타

直流의 微弱電流 發生 裝置인데, 12V, 200μA의 電流가 흐르듯이 調整하고, 陽極은 손잡이에 連結되었으며, 陰極은 電氣注射器 (또는 探索 導子)에 連結되어 治療 (또는 反 應 良導點 探索)에 쓰인다.

F. 노이로메타의 種類

A) 노이로메타 N-D型 (그림 12 參照)
B) 노이로메타 A-M型 (그림 13 參照)
c) 노이로메타 L-C型 (그림 14 參照)
d) 楕圓電流導入器 OCA-1型(그림 15 參照)

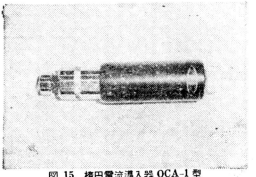

図 15. 楕円電流導入器 OCA-1 型

上記 4種은 어느 것이나 原理가 같은데, 一般 治療用에는 N-D型, A-M型, L-C型이 使用된다. 그러나 患者에게 주는 心理的 效果를 생각하여 N-D型, A-M型이 主로 使用되며, L-C型은 往診用, 入院 患者用으로서 携帶 使用된다. 楕圓 電流導入器는 患者가 스스로 손쉽게 使用할 수 있도록 考案된 一種의 家庭用 電氣 器具이다.

1. 노이로메타 N-D型(그림 16参照)

本型은 反應 良導點 探索에는 家庭用의 100VA·C를 使用하고, 治療用에는 內藏된 電池의 低壓 電流를 使用한다.

a. 反應 良導點 探索法 및 反應 良導點 治療法 (그림 12 및 그림 16 参照)

i 探索 導子의 에보나이트製 容器 안에 알콜綿 또는 물을 充分하게 빨아들인 綿을 가볍게 끼운다.

ii 本器의 右下端에 있는 스위치를 OFF에서 ON으로 돌린다.

iii 中央에 있는 스위치(7)를 sea 쪽으로 제낀다.

iv 1의 꼭지(電壓 選擇用 꼭지)를 恒常 2에 固定 한다.

v 3의 꼭지를 왼쪽으로 돌려 N의 位置에 놓는다.

vi 손잡이와 探索 導子를 接觸시켜 2의 꼭지(電流 調整用 꼭지)를 左右로 돌려 左上의 메타의 示針이 200μA를 가르키도록 한다.

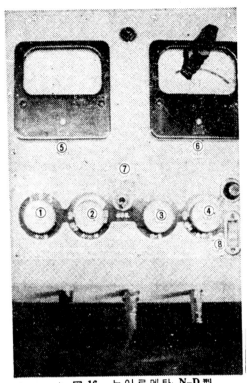

図 16.　노이로메타 N-D型

1 : 電壓選擇用 꼭지
2 : 家庭用電氣로부터의 電流調整用 꼭지
3 : 檢查用治療用 꼭지
4 : 電池로부터의 電流調整用 꼭지
5 : 反應良導點探索用메타
6 : 治療用 메타
7 : 反應良導點探索用 꼭지
8 : 스위차

vii 손잡이를 患者의 左右 어느 손에든 잡게 하고, 術者는 探索導子의 알콜綿部를 患者의 體表를 쓰다듬으면서 움직여 左上의 메타로 電流가 많이 흐르는 곳을 찾아 내어 이것을 反應 良導點으로 하여 표시를 해두고 여기에다 刺鍼하여 200μA의 電流를 約7秒 동안 通電한다.

b. 代表測定點의 電流 測定法

그림 17과 같이 手足의 代表 測定點에 探索導子의 알콜綿部 또는 含水綿部에 대고 2/3秒로 메타의 示針이 거의 停止하였을 때의 電流量을 記憶한다.

本器의 探索 導子에는 손잡이에 스위치가 있다. 本器 中央의 스위치를 sea에서 mea로 제껴서

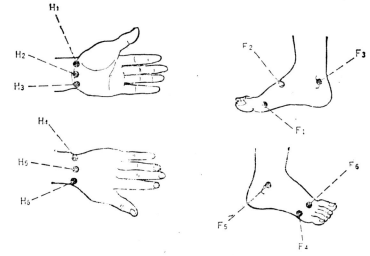

図 17. 代表測定点図

손잡이의 스위치를 누르면 自動的으로 約 2/3秒로 通電이 되어 代表點에서의 電流量을 읽는데 便利하다.

c. N-C型을 使用했을때의 治療의 實際 (그림 16 參照)

本器에 接續하고 있는 電氣 注射器를 治療針으로서 使用할 경우 (그림 18 參照) : 電氣 注射 器는 針先을 約 1cm까지 낼 수 있고, 용수철에 依해 針先이 튀어나와 그와 同時에 電流가 흐르 도록 裝置된 針管이다. 이 針管은 初步者에게 便利하며, 또한 表在性의 治療에 適合하다.

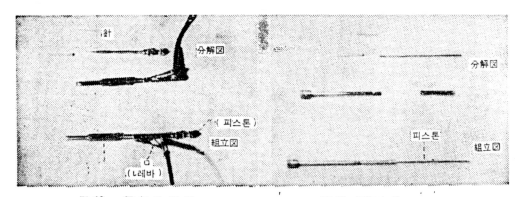

図 18. 電氣注射器   図 19. 針管및 針:

i 노이로메타(그림 16)의 3의 꼭지를 c에다. 맞추고, 손잡이 (陽極)와 電氣 注射器(陰極)와를 接觸시켜 그림 16의 2의 꼭지 (電池에서의 電流 調整 꼭지)를 오른쪽으로 돌려 右上의 메타 示針이 200μA를 가르키게 한다.

ii 電氣 注射器의 3을 왼쪽으로 돌리고, 電氣注射器의 先端部(비닐部)에서 術者가 希望하는데 까지 針先을 내어 1(피스톤)을 위로당긴다. (이에 依하여 針先은 針管 속에 숨겨져서 보이

지 않게 된다)

iii 治療하려는 部位에 電氣 注射器를 垂直으로 세워 2(레바)를 누른다(이에 따라 針이 튀어나와 皮膚에 질리어 電流가 흐른다)

iv 術者가 希望하는 秒數(대개 7秒)만 通電한 뒤, 1 (피스톤)을 위로 당겨·올려 電氣 注射器를 皮膚에서 땐다.

針管을 針治療로써 使用하는 경우(그림 19 參照) 針管으로는 針先을 約 4~5.5cm까지 낼 수 있으며, (針의 大小에 따라 약간 다르다) 比較的 深部의 治療나 筋腱의 治療에 使用되고 表在性의 治療에도 利用된다. 보통 熟練者는 針管을 使用한다.

針이 나오지 않도록 오른손으로 針管을 들어 올려 治療 部位에 垂直 (治療의 目的에 따라서는 비스듬이 또는 水平)으로 세워 左拇指 및 示指로 針管의 先端部를 固定. 꼭 잡고서 피스톤의 頭部를 右示指로 가볍게 톡톡 두드려서 (그림 20 參照) 所要의 깊이까지 針을 刺入, 그대로의 狀態로 電氣 注射器의 金屬部를 針管의 金屬部에 接觸시킨다. (그림 21 參照) 이에 따라 電氣가 體內로 흐른다. 所要의 秒數만 通電한 後, 電氣 注射器를 針管에서 떼고, 針管의 피스톤을 위로 당겨서 針을 針管안에다 집어 넣고는 針管을 皮膚에서 除去한다.

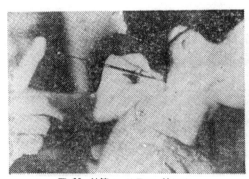 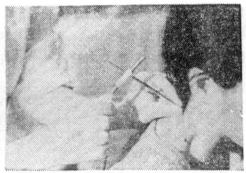

図 20. 針管을 使用한 針刺法　　　　　図 21. 針管에의 通電法

(備　考)

1. 筋肉이 굳을 때는 針管의 꼭대기를 두드려도 針이 잘 들어가지 않는다. 이럴 때는 電氣 注射器를 針管에 接하여 通電하면서 刺入하면 針이 쉽게 들어간다.

2. 刺針, 通電의 效果를 보다 낫게 하려면 단지 刺針, 通電만 할 것이 아니라. 刺針, 通電中 몇 번 피스톤을 上下로 움직이는 수가 있다. 이것을 雀啄이라 한다.

3. 本器(N-D型)은 3의 꼭지를 0으로 돌리면 自動的으로 電氣가 斷續되어 刺針通電하는 것만으로 雀啄과 마찬가지의 效果가 있다.

4. 通電한 채로 刺針 或은 拔去하면 痛症을 强하게 느낀다. 그러나 熟練되면 短時間에 많은 場所를 빠르게 治療하기 때문에 通電한채로 行할 때도 있다.

2. 노이타메타 A-M型 (그림 13 參照)

本器는 N-D型과 꼭같은 原理로 되어 있는데 N-D型을 약간 簡素化한 것(메타가 1개, 꼭지가 두개)으로 使用法은 N-D型에 準한다.

3. 노이로메타 L-C型 (그림 14 參照)

本器는 노이로메타를 매우 簡略化한 器械로서 大體로 往診用에 使用 된다. 電源은 內藏된 電池뿐이다. 本器의 效果는 노이로메타 N-D型, A-M型과 꼭 같다.

本器의 使用 方法(그림 14 參照)

1. 右側의 꼭지는 電壓, 選擇用의 꼭지 이며 恒常 1에 固定한다
2. 左側의 꼭지는 스위치兼 電流 調整用 꼭지이다.
3. 陽極은 손잡이 陰極은 探索 導子에 連結되어 있고 探索 導子에는 自動 스위치가 붙어있지 않다.
4. 本器에서는 針管을 使用, 通電에는 探索 導子를 針管에 接觸시킨다. 針管의 操作은 N-D型에서 記述한 대로이다.

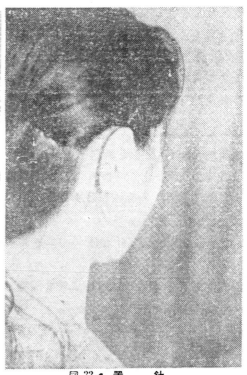

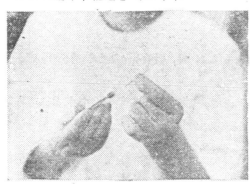

図 22-a. 置　針

図 22-c. 置　針

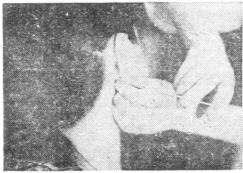

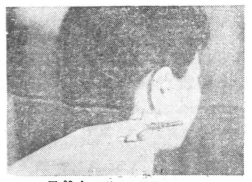

図 22-b 置　針

図 22-d. 置針에의 通電法.

G. 特別한 刺激法

1. 置 針

針을 體表에 刺入한 채로 그냥 두고 約 20分間 放置하는 方法이며, 弱刺激으로써도 比較的 오래 效果가 있다.

著者는 耳鼻科面에서 耳周邊의 네 군데에 刺針하여, 이것을 電氣 注射器 또는 探索 導子를 接觸시켜 數秒 동안 通電한 後 約 20分間 그대로 放置하는 方法을 行하고 있다.

(實施 方法)

拔針한 針管을 使用하여, 알콜로 깨끗이 닦은 針을 針의 頭部부터 針管 안에 넣어, 治療 部位에 針管을 세워 피스톤의 頭部를 가볍게 두드려서 所要의 깊이 (1∼2cm)까지 針을 刺入하여 그대로 針管을 윗쪽으로 뽑으면 針만 刺入된 채 皮膚 위에 남는다. (그림 22-a.b.c.d 參照)

2. 銀 粒

直經 1∼1.5cm의 銀粒을 絆創膏 위에 얹어 놓은 것인데, 患部 또는 그와 가까운 反應 良導點에 貼付하면 持續性의 弱刺激이 나타나 어깨가 결리는데나 疼痛에 意外로 效果가 있다. 著者는 回復된 聽力 維持와 乳幼兒의 聽力 增强에 弱刺激의 하나로서 使用하고 있다.

(注 意)

1. 良導絡 治療(=電氣針 治療EAP)로는 恒常治療 部位, 針, 針管을 알콜로 깨끗이 닦을 일이다.

2. 함부로 行한 針의 刺入이나 오래된 굽은 針의 使用은 體內에서 부러지는 수가 있으므로 注意해야 한다.

第4章 著者의 難聽 治療法 (軍司法)

A. 治 療 目 的

傳音性 難聽에 對해서는 그 原因 治療와 함께 本法을, 感音性 難聽에 對해서는 그 原因의 如何에 不拘하고(即 內耳性 難聽에도 後迷路性 難聽에도) 本法을 應用하여 難聽을 改善케 하고 또한 耳鳴을 減少시키는 일이다. 그 위에 聾啞治療, 더우기 乳幼兒 難聽의 早期治療에 依하여 聾啞者 發生을 撲滅시킬 때가 있다.

B. 治 療 法

1. 乳幼兒 難聽

乳兒의 難聽에 對해서는 良導絡만으로 充分하며, 藥物 療法은 必要없다.

良導絡 治療

a. 兩側 耳介의 耳根의 前後 上下의 네 군데에 置鍼하여 通電 7秒 그 後 20分間 放置한다. 卽

i 耳下部 : 置鍼의 項에서 記述한 것처럼 鍼을 除去한 鍼管에 알콜로 깨끗이 닦은 鍼을 鍼의 頭部에서 鍼管 속에 넣어 耳垂의 바로 後下部(下顎骨 頸部의 後方과 乳樣突起 前緣과의 사이)를 알콜로 깨끗이 닦고, 이 部位에서 皮膚面에 垂直으로 鍼管을 세워서 鍼管의 피스톤의 頭部를 가볍게 두드려서 約 0.5~1cm, 鍼을 刺入하여 그대로 鍼管만 빼낸다.

(註) 이 部位는 軟部 組織이기 때문에 피스톤을 强하게 두드리면 鍼이 너무 깊이 들어갈 때가 있다. 別로 危險은 없으나 너무 깊을 경우에는 拇指와 示指로 鍼을 약간 뽑아 낸다.

ii 耳前部 : 耳珠에서 約 0.5cm 鼻側의 部位인데 外耳道와 並行하듯이 皮膚面에 鍼管을 세워, 上記와 같이 置鍼한다. 이때의 刺鍼의 깊이는 約 0.2~0.5cm이다.

iii 耳後部 : 耳介 後部 中央의 耳根의 部位이며, 약간 外耳道로 向하듯이 鍼管을 세워서 置鍼한다. 이 部位에서는 鍼先이 乳樣 突起에 부딪히므로 0.1~0.2cm 밖에 刺入되지 않는다.

iv 耳上部 : 耳介上部의 耳根인데 鍼管을 垂直에서 약간 비스듬이 置鍼한다. 이 때의 刺鍼의 깊이는 0.2~0.3cm이다. 上記와 같이 置鍼한 鍼에 電氣 注射器 (또는 探索 導子)의 金屬部를 接觸시켜 約 7秒通電하고 그後에 鍼은 그대로 約 20分間 放置하였다가 20分後 손가락끝으로 鍼을 除去하여, 알콜로 닦는다. (그림 22-a. b. c. d 參照)

(注 意)

鍼을 皮膚에 刺入하는 自體는 거의 痛症을 느끼지 않으나. 通電하면, 通電하는 時間이 길수록 痛症이 增加된다. 따라서 한 자루의 置鍼에 7秒間, 一時에 通電하는 것보다는 通電 2~3秒마다 電氣針(또는 探索 導子)을 다른 置鍼에 옮겨 (卽 下, 前, 上, 後로) 이것을 세번 되풀이 하면 疼痛은 별로 없으며, 결국 한 자루의 置鍼에 7~8秒 通電한 것이 된다.

b. 兩側 前腕의 伸側, 肘下의 任意의 높이에서 內, 外, 後側 및 脛骨 外緣의 네 군데에 刺鍼, 通電을 1~3秒 行한다. (그림 23 參照)

(註) 前腕, 下腿의 刺鍼, 通電에는 電氣 注射器를 使用하는 편이 便利하며, 鍼管을 使用하여도 된다. 그리고, 刺鍼하는 鍼의 깊이는 約 0.5cm이다.

以上의 治療가 良導絡 治療이며, 電氣針을 使用하기 때문에 電氣針 治療(Electrical Acapancture : EAP)라고도 한다.

乳兒 難聽의 治療 (幼兒 難聽도 同一함)에서는 治療 中止 時期의 判斷이 어렵고, 過度한 治療 回數는 한 번 回復할 수 있었던 聽能을 逆으로 低下시키는 것에 留意하지 않으면 안된다. 著者는 지금까지의 經驗에 依하여 第1版 記述의 乳治 難聽에 若干의 訂正을 加하여 乳兒 難聽(言語 習得의 幼兒 難聽도 包含)에서는 EAP療法을 하루에 1回, 日曜日을 除外하고 每日 繼續 하여 10回로써 1쿠우르로 하여, 治療의 目標를 다음과 같이 둘로 나눈다.

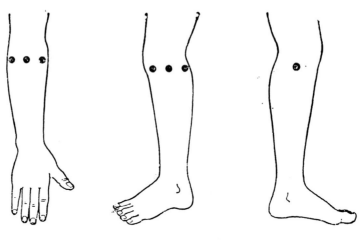

図 23. 末梢治療点

1. 乳兒(言語 習得期前의 幼兒도 包含)에서는 治療에 依하여 最少限 말을 익힐 程度까지 改善
   할 수 있으면 된다.

2. 治療 回數의 過多는 한 번 改善된 聽力을 逆으로 低下시키는 수가 있으며 이 경우의 低下를
   再上昇시키는 것은 매우 어렵다. 따라서 治療 回數는 너무 많은 것보다는 적은 편이 좋다.
   그리고 2쿠우르를 行할 경우는 半個月~1個月間의 休止 期間 後 行하는 것이 좋다.

3. 聽力 改善 後 發熱, 便秘에 依하여 聽力이 低下되는 수가 있으므로 發熱 疾患은 極力 豫防
   해야 한다. 그러나 이 때의 低下는 疾病이 治癒되는 것과 함께 대개 自然히 罹患前의 狀態로
   回復한다.

4. 治療 完了後의 經過 觀察中에 聽力 低下가 보였을 때는 1~2回, EAP治療를 行하면 좋다.
   1쿠우르를 行하여도 全혀 無效일 때는 聽能을 回復시키는 것은 不可能한 것으로 생각된다.

5. 銀粒 貼布를 聽力의 再低下 防止의 目的이 아닌 積極的 聽能 改善의 한 方法으로서 乳幼兒
   에 使用하여도 效果가 있다.

   2. 幼兒 難聽(生後一年에서 國民校 6年生까지)

a. 귀의 앞뒤 上下의 置針, 通電 7秒 20分間 置針 (前述과 같음)

b. 前腕 下腿의 刺針 通電 1~7秒, (前述과같음)

c. 藥物 療法

i 活性 ViB_1, 1日. 25~75mg 經口 投與

ii ViB_{12}(0.1~0.5mg)를 週 2回 筋注 ViB_{12}, B_{12}의 大量 投與는 EAP單獨療法보다 聽力을 잘
   改善한다. 또한 B_1, B_{12}는 經口, 注射 어느 것이라도 좋으며, 投與量은 年齡에 따라 增減한
   다. ViB_1, B_{12} 以外의 代射 賦活劑나 血行 改善劑, 腦機能 促進劑의 使用은 改善된 聽力을
   逆으로 低下시키던 일을 著者는 經驗하였기에 그들의 使用을 避하고 있다. 言語 習得期 以

前의 幼兒 (生後 1~2歲)에게는 狀況에 따라 藥物 療法은 하지 않아도 된다. 前腕 下腿의 通電 時間은 嚴格한 것이 아니라 著者는 3~4秒의 刺戟을 使用하고 있다. EAP의 回數는 乳兒難聽에서 說明하였듯이 10~20回로써 1쿠우르로 하여 20回 以內가 좋다.

3. 難聽者가 年長者(中學生에서 어른까지)일 때 或은 幼年者라도 聽力 回復이 늦을 경우

a. 귀의 前後 上下에 置針, 通電 7秒 20分間 放置

b. 前腕, 下腿의 刺針, 通電 3~7秒

c. 頭部(針의 깊이 0.2~1cm), 後頸部, 어깨 (針의 깊이 1~2cm)에 刺針, 通電 3~7秒

d. 成人의 경우, 때로는 顔面에도 刺針, 通電 3~7秒를 行한다. (그림 29 參照)

上記의 治療를 行하여도 聽能의 回復이 늦을때는 前腕, 손, 下腿, 발의 反應 良導點을 찾아 이 反應良導點에 3~7秒 刺針, 通電한다.

e. 藥物 療法

i 活性 ViB$_1$, 1日 75~150mg 投與

ii ViB$_{12}$(0.5~1mg)를 週 2~3回 筋注.

投與 方法은 上述과 같이 經口, 注射, 어느것이라도 좋으며, 投與量은 年齡에 따라 增減한다.

(注 意)

1. 耳垂後 直下部의 置針의 깊이는 1~1.5cm이며, 置針, 通電을 行하는 것은 귀의 周圍 4個所뿐이고, 다른 部位의 刺針, 通電은 文字대로 針을 찌르고, 通電하여, 곧 拔針하는 것이다.

2. 보통 7秒 刺戟을 均等하게 주었을 경우의 刺針 部位數는 成人은 約 40군데, 虛弱者, 小兒에게는 顯著하게 減數된다고 한다. 따라서 刺針한 경우의 通電 時間은 刺針하는 部位가 많으면 많을수록 通電 時間을 짧게한다. (대개 3~4秒 刺戟), 著者의 經驗으로는 主要部位에는 通電 時間을 充分히 걸고, 다른 部位에는 짧게 通電하는 것으로써 相當히 많은 部位에 治療를 할 수 있으며, 또 效果도 크다.

成人의 경우의 EAP療法은 日曜日을 除外했고 每日 實施하여 30回를 1쿠우르로 한다. 藥物 療法은 EAP療法과 倂行하여 使用하여 EAP療法을 마친 뒤에도 다시 1~2個月 繼續한다.

그리고, EAP 療法의 一般的 注意로서 沐浴은 治療 當日은 하지 않는 것이 좋다. 不可避할 때는 術前, 術後, 1時間 以上 지나서 하는 것이 좋다.

EAP 療法에는 시소現象(오른 쪽을 낮게 하면 왼쪽이 나빠지고, 왼쪽을 좋게 하면 오른쪽이 나빠진다)이 있으므로 難聽이 한쪽귀일지라도 治療는 양쪽귀에 行하는 것이 좋을 것으로 생각되어 著者는 그와 같이 實施하고 있다. 健耳에 對한 良導絡 治療는 決코 健耳의 聽力을 低下시키는 일은 없다.

回復된 聽力의 再低下를 防止하는 目的으로 耳介의 耳根 上, 下, 前, 後의 네 곳에 銀粒을 貼布하면 어느 程度 再低下를 防止할 수 있다.

C. 補聽器와 感音性 難聽과의 關係

1. 乳幼兒 難聽에서는 治療中 또는 治療後의 補聽器 使用은 回復된 難聽을 반드시 停止 또는 低下시켜, 이런 경우의 再上昇은 매우 어렵다. 따라서 大多數의 乳幼兒 難聽에서는 治療後의 補聽器 使用을 嚴禁한다.

단지 治療를 行하여도 聽能의 回復이 거의 보이지 않을 때는 補聽器를 使用케하여 하루라도 빨리 말을 익히도록 한다.

2. 成人인 경우의 補聽器 使用은 그다지 聽能에 關係가 없다. 그러나 多少 聽能을 低下시키므로 治療中에는 使用하지 않는 것이 좋다.

簡　易
良導絡治療入門

編　輯　部　譯

〔Ⅱ.一般治療編〕

良導絡 治療란 1950年 中谷義雄 博士가 京都大學 醫學部 第二生理學 敎室 (笹川久吾 敎授)에서 皮膚通電抵抗을 硏究하다가 良導點, 反應良導點, 良導絡을 發見하고, 이 反應良導點에 電氣針 刺激(때로는 熱刺激, 銀粒刺激 等)을 주어 疾病을 輕快하게 하는 方法인데 下記의 效果를 가졌으며 全科를 通하여 널리 應用할 수 있는 治療法이다.

또 一般的으로 良導絡 治療라고 했을 경우는 電氣針 治療를 뜻하고 있다.

良導絡 治療 (電氣針 治療 : EAP 治療 : Electrical Acupuncture)의 特徵 :

1. 各種 疼痛을 瞬間的으로 消失 또는 輕減시킬 수 있다.

   頭痛, 眼痛, 齒痛, 腹痛, 生殖器痛, 生理痛, 筋肉痛, 捻痛 等

2. 筋肉이 결리는 것을 約 5~10分만에 除去시킬 수가 있다.

   어깨가 결리는 데, 목이 결리는 데,

3. 各種의 症狀, 苦痛을 除去 또는 輕減시킬 수가 있다.

   眩氣症, 눈이 희미해지는 데, 鼻閉, 頭重, 心悸抗進, 手足의 倦怠感, 手足이 저리는 데, 耳鳴 等

4. 各種 難病에 有效하다.

   五十肩, 鞭打症, 自律神經失調症, 關節炎, 腰痛症, 各種 神經痛, 神經, 筋痲痺, 아프타性 口內炎, 氣管支喘息, 慢性濕疹, 로이마티, 糖尿病, 바세도우病, 인포텐트, 夜尿症 等

5. 適確한 治療法이 없는 것으로 알려진 下記 疾患을 好轉시킬 수가 있다.

   a) 色盲, 弱視 :

      色覺을 向上시켜 視力을 增强시킬 수가 있다.

   b) 各種 感音性難聽 :

      小兒難聽, 老人性難聽, 스토마이 難聽, 突發性難聽 等을 好轉시킬 수 있다.

第1章 良導絡治療의 豫備知識

A. 良導點, 良導絡, 反應良導點, 노이로메타에 對하여

B. 노이로메타의 使用法

A, B에 對해서는 「難聽治療의 豫備知識」의 章을 參照

C. 시이소 現象

良導絡 醫學에서는 疾患이 左右 어느 한 쪽에 있을 경우 이것을 治療하면 健側의 類似 部位에 自律神經의 異常 興奮이 생긴다고들 하는데, 이와 같은 現象을 시이소 現象이라고 한다. 따라서 이것을 防止하려면 한쪽의 疾患으로 患側을 治療하는 경우, 健側의 類似部位에도 2~3個所에 刺針, 通電하면 좋다.

D. 電氣針治療와 沐浴과의 關係

原則으로 電氣針治療를 行한 날은 沐浴을 避하는 것이 좋다. (이 理由로서 電氣針治療는 自律神經의 異常한 언바란스를 正常으로 돌이키지만 沐浴에 依하여 逆回轉된다고 한다.) 마지 않을 수 없을 때는 治療 前後의 1時間 以內의 沐浴을 避한다.

E. 折 針

現在 一般的으로 使用되고 있는 針은 굽어지기는 쉬우나, 잘 부러지지 않는 合金으로 되어 있어서 웬만해서 부러지는 일은 없다. 그러나 굽은 針을 여러번 펴서 使用하고 있을 경우는 때때로 筋肉의 急激한 收縮 때문에 부러지는 일이 있으며 腰部, 殿部를 治療할 때 볼 수 있다.

부러진 針은 보통 대단한 障害를 일으키는 일은 없다고들 하며, 東洋醫學에서는 「捨針」이라 하여 特別히 患部에 針을 埋沒하는 方法이 있다. 그러나, 患者에게 주는 心理的 影響 및 이것으로 因하여 惹起될지도 모르는 醫事紛爭을 생각할 때, 腰部, 殿部의 刺針에서는 急激한 筋收縮을 일으키지 않도록 配慮(患者에게 不安感을 주지 않는 일과 急激한 刺針을 避하는 等)를 해야 할 必要가 있다.

F. 電氣針治療의 部位數 및 通電時間

一般的으로 12v. 200μA 7秒 刺激으로 40 군데가 適當한 것으로 되어 있고, 虛弱者나 幼年者들에게는 그의 程度나 年齡에 應하여 減數한다. 通電時間을 짧게 하면 部位數가 增加하여도 상관없다.

G. 電氣針治療의 順序

普通은 上部에서 下部로 向하여 治療를 進行한다. 그러나, 低血壓者일 때는 腦貧血을 豫防하기 위하여 下部에서 上部로 行한다.

電氣針 治療를 行하고 있는 도중에 腦貧血을 일으키는 일이 가끔 있으며, 더우기 神經質인 婦人에게 볼 수 있다. 그러나 一般 腦貧血과 마찬가지로 걱정할 程度는 아니다.

H. 治療日 및 治療 回數

보통 電氣針 治療는 1日 1回 行하되 每日 行하며, 日曜日은 쉰다. 때로는 1—2日마다 治療를 行할 수도 있다.

治療 回數는 疾病에 따라 다른데 1쿠우르 20回 또는 30回일 때가 많고, 그 以上 實施할 경우에는 半個月~1個月 동안 쉰 다음에 實施하거나 아니면 適當하게 休止 期間을 두었다가 가끔 行한다. 普通 電針 治療를 20回 連續하여 行하여도 全然 效果가 나타나지 않을 때는 그 以上 行하여도 無效인 것 같다.

I. 良導絡 治療(電氣針)의 作用機序

本作用 機序에 對해서는 一般的으로 막켄지의 內臟皮膚反射의 逆理 卽 體壁內臟反射로써 說明 되고 있다.

笹川 敎授는 體壁異常興奮部에 加해진 刺激은 一部는 脊髓를 媒介로 自律神經의 無意識興奮

	電流量이 病的으로 많은 경우 (興)		電流量이 病的으로 적을 경우 (抑)
H₁ (肺)	어깨가 결림, 上氣, 痔, 喘息, 咳嗽(咽喉에 異常, 頭痛, 肺張發汗, 缺盆痛, 動悸 肩背痛, 小便頻多, 量은 少量, 熱氣	鼻 皮膚	呼吸苦痛, 或弱함, 咽喉乾燥, 手足이 冷하거나 或은 저림, 皮膚異常(耳鳴, 氣分이 나쁘다. 肩背痛, 惡寒
H₂	心臟, 上膊痛, 目充(心蟲)		動悸, 가슴이 답답함. 手掌熱感
H₃ (心)	胃팽창, 便秘, 手足이 무겁다. 咽喉乾燥, 心臟病(上肢가 冷하고, 目黃, 手掌熱感, 身熱, 가슴 답답함, 頭痛, 言語障害)	舌 眼	心下部가 아프고, 心悸亢進, 不安(上肢가 冷하고 目黃, 手掌熱感, 下痢, 呼吸이 弱함. 惡寒, 言語障害)
H₄ (小腸)	下腹팽창, 가슴이 답답함, 頭痛(便秘, 口瘡, 身熱, 땀이 잘난다. 頸이 붓고 돌리기 힘든다)	로이 마티스 舌眼耳	頭痛, 耳鳴, 難聽(目黃, 下痢, 惡寒, 手足이 冷함)
H₅ (淋巴管)	下腹堅直, 小便異常, 耳鳴, 難聽(顔面붉어 지고 發汗, 咽腫)	耳, 眼 肩	呼吸이 괴롭다. 體毛, 微熱, 疲勞하기 쉽다.
H₆ (大腸)	어깨가 결림, 齒痛, 痔, 頭痛(頸이나 뺨이 붓는다. 腹滿, 身熱, 咽乾, 喘咳, 眩暈, 手指倦怠, 皮膚異常	皮膚 肩 口 鼻	便通異常, 어께가 결림, 下痢, 咽乾, 耳鳴, 不快, 不安(喘息, 皮膚異常)
F₁ (脾)	腹팽창, 噯氣, 脛關節炎(가슴이 답답하고 食傷, 下痢, 便秘, 발이 冷함, 胃部異常感, 蓄膿)	肋間 精神病	便通異常, 下痢, 噯氣, 嘔吐, 腹팽창, 放屁하면 氣分이 좋다. 잘 疲勞해짐. 食事가 맛없다(不眠, 黃疸)
F₂ (肝)	眩暈, 眼病, 生殖器病, 胸內苦悶, 氣分不快, 月經異常, 腰痛, 不眠, 성이나다. (熱이 났다가 식었다가 함)	生殖器 肋間 眼筋肉	胃部堅直, 서면 어지립다. 性慾, 減退, 小便을 싸기 잘한다. 視力 減退, 氣力이 없다. 手足無力, 脫腸
F₃ (腎)	生殖器病, 咽舌乾, 下腹滿, 가슴이 울렁거림, 喘咳, 발이 뜨겁다. 不安感(血壓)	耳, 腦 生殖器	性慾減退, 끈기가 없고, 피로하기, 쉽다. 耳鳴, 耳聾, 건망, 眩暈, 不食, 몸이무겁다 足腰가 冷함(手足麻痺, 通便異常)
F₄ (膀胱)	頭痛, 後頸部硬直, 背部異常, 腰痛, 足神經異常, 坐骨神經痛(눈물이 난다. 眼痛, 鼻出血, 腦病, 癲癇)	眼, 耳 鼻, 腦	後頸部硬直, 腰痛, 足神經異常, 坐骨神經痛, 足痛, 痔, 背部惡寒, 脚氣, 발이 노근하다.
F₅ (膽)	頭重, 頭痛, 食慾不進, 화가 잘난다. (嘔逆, 惡寒, 發熱, 發汗)	頭部 眼筋肉	眩暈, 눈에 힘이 없다. 手足이 弱하고 휘청거린다(한숨, 目黃, 얼굴에 元氣가 없다. 血壓)
F₆ (胃)	口唇乾, 關節腫痛, 噫(乳腺炎, 食慾異常, 亢進, 熱은 있어도 땀은 나지 않음)	精神 齒鼻 口, 眼	하품, 食慾減退, 입술이마름, 腹鳴, 腹痛, 手足이 무겁다. 顔面浮腫, 우울(惡, 寒, 下痢)

이 되어 直接 內臟에 機能調整的으로 作用하고, 一部는 自律神經을 上行하여 大腦皮質 下部에 侵害 防衛反射(noxi od noxi repeed)을 일으키면서 視床, 視床 下部인 自律神經의 大總合中樞에 이르려 여기에서 內臟에 調整的으로 한다는 뜻으로 記述하고 있다.

中谷 博士는 「良導絡 治療란 皮膚通電抵抗을 媒介로 하여 皮膚의 交感神經의 興奮性을 알아내고, 局所的으로 또, 全身的으로 이 興奮性을 이른바 健康人의 興奮性에 接近시키려는 治療法이며, 體表에서의 交感神經調整法이다.」라고 記述하고 있다.

그러나 本治療法의 效果에는 上記의 說明만으로는 解釋되지 않는 面이 있다. 이를테면 아프타性 口內炎인 경우 通電한 채로의 電氣針을 아프타 (糜爛創)에 2~3秒 接觸한 것만으로도 대번에 疼痛이 消失되는 일이나 捻坐, 鷄眼이 刺針, 通電으로 그 疼痛이 輕減되는 일 따위들이다.

著者는 良導絡 治療(=電氣針)의 效果는 上記의 體壁內臟反射와 함께 다시 다른 mechanism이 있는 것은 아닐까 하고 생각하며 그 하나로서 刺針, 通電時 電氣針에서 發生하는 化學物質에 對하여 數年前 良導絡自律神經學會에 報告한 바 있고, 今後의 基礎的 硏究가 必要하다고 생각한다.

J. 副 作 用

本治療에는 거의 副作用이 없다. 해도 過言이 아닐 程度이며 누구에게나 쉽게 實施할 수 있는 治療法이다. 그러나, 때로는 不適當한 刺戟에 依하여 心悸抗進胸內苦悶 等이 일어날 때도 있으나 刺戟의 過誤를 돌이키는 治療點(H₅2, H₅10)에 刺針通電하거나 또는 스테로이드홀몬을 使用하여 쉽게 回復시킬 수가 있다. 胸部의 刺針으로 胸膜을 損傷하여 氣胸을 일으키는 일이 없도록 注意해야만 한다.

K. 消 毒

皮膚, 針, 針管은 알콜로 깨끗이 닦는다.

L. 良導絡의 走行 및 相互關係 位置

反應良導點의 部位 및 그 適應症의 項을 參照

M. 代表測定點의 電流測定點 및 不問診

本測定法에 對해서는 대략 難聽編에서 槪略을 記述하고 있으나, 다시 詳細히 記述한다.

本測定法은 治療에 반드시 必要하다는 것이 아니라 治療前 또는 治療中에 가끔 測定해 두면 여러가지 意味에서 便利하다.

本法은 手足의 良導絡 代表測定點(그림 17參照)에서 흐르는 電流量을 測定하여 그 값를 特定한 카르데에 記入하여 그 값(値)의 相互關係 位置를 보므로써 어느 臟器에 疾病이 있는가를 推察할 수 있고, 또 時時로 測定하므로써 疾病의 經過의 好, 不好를 判定할 수 있다. 또 異常한

良導絡을 알므로써 患者에게 症狀을 듣지 않아도 術者는 그 症狀을 알게 된다. (所謂 不問診)는
利點이 있다. (表 3參照)

1. 測定 方法

反應良導點 測定法(22面 參照)의 要領으로 左H₁, 右H₁, 左H₂, 右H₂, 左H₃, 右H₃, 左H₄ 右
H₅의 順序로 各代表測定點으로 測定하고, 메타의 示針으로 電流量을 알아 내어 良導絡 專用 카
르테에 記入한다.

2. 良導絡 專用카르테의 記入法 및 읽는 法 (表 4參照)

카르테에는 電流量이 各良導絡마다 印刷되어 있다.

左H₁ 代表測定點에서 얻은 電流量을 카르테의 H₁ 肺라고 쓴 세로의 欄의 왼쪽 數字 위에 붉은
線으로 옆에다 표를 한다. 다음에 右H₁ 代表測定點에서 얻은 電氣量은 H₁ 肺라고 쓴 縱欄의 오
른쪽 空白欄에 橫線을 치는데, 電流量은 같은 H₁肺의 數字에서 求한다. 이와 같이 하여 다시
H₂～F₆까지를 記入한다.

1.4cm 幅의 透明한 자(尺)를 特히 높은 値와 낮은 値와의 사이에 可及的 測定値가 많이 包含
된 곳에다 옆으로 놓고, 자의 上下에 두 줄을 긋는다.

이 두 줄의 橫線內에 測定値가 있는 良導絡을 正常으로 하고, 線外의 良導絡을 異常으로
한다.

표 4 中谷式良導絡專用카르테

N. 銀粒貼布療法

良導絡 治療法의 하나로서 電氣針 刺戟 대신에 작은 銀粒을 患部 또는 反應良導點에 絆創膏로 固定하는 方法이다.

이것은 銀粒에서 發生하는 이온의 持續的인 弱刺戟을 利用한 方法인데 가벼운 疼痛 어깨가 결리는데에 意外로 效果가 나타난다. 著者는 疼痛, 어깨가 결리는 外에 難聽에도 利用하고 있다. 著者의 難聽治療法으로써 回復된 聽力의 再低下를 防止하는 目的과 乳兒難聽治療의 하나로서 耳介의 耳根 上下前後에 貼布하는 수가 있다.

第2章   正統的 良導絡治療法

本方法은 良導絡 醫學의 基本的이며 正統的인 治療方法이다. 本法 實施에는 下記 1,2,3의 順序에 모두 行할 경우와 2를 中心으로 1,3을 適當히 加味하여 行할 경우와 慢性疾患에서는 3만을 行할 때도 있다.

1. 代表測定點의 電流測定法

代表測定點의 電流測定을 行하여 얻은 電流量을 良導絡 專用카르데에 記入하여, 異常한 良導絡을 探索하여 發見하고, 診斷, 經過, 豫後를 推測한다. (22面, 37面 參照)

良導絡 醫學에서는 각기 特別한 臟器와 깊은 關係가 있다고들 한다. 即:

H_1 良導絡은 肺, H_2 良導絡은 心囊, H_4良導絡은 小腸, H_5良導絡은 淋巴管, H_6良導絡은 大腸, F_1良導絡은 脾, 睥, 胃(主로 脾臟) F_2良導絡은 肝臟, F_3良導絡은 腎, 副腎, F_4良導絡은 膀胱, F_5 胆囊, F_6良導絡은 胃에 關係가 있는 것으로 생각되고 있다. 따라서 良導絡 專用카르데로 異常한 良導絡을 發見하였을 때는 그 良導絡과 關係가 있는 臟器疾患을 일단 생각하여 보는 것이 診斷에 一助가 된다.

또 良導絡 醫學에서는 生理的 範圍에서 逸出하고 있는 異常한 良導絡을, 良導絡 治療에 依하여 生理的 範圍內에 넣는 것이 그 疾患을 治癒 또는 輕快하게 한다는 것으로 생각되고 있다. 따라서 治癒의 判定은 異常한 良導絡이 生理的 範圍內로 들어 갔는가 아닌가로 일단 推測된다.

2. 反應良導點 治療

反應良導點(電壓 12 볼트를 使用하여 鮮明하게 나타난 良導點……때로는 21볼트를 使用할 때도 있다)을 治療點으로 생각하고, 그 部位에 刺針, 通電을 數秒 行하는 治療法이며, 그 效果는 一般的으로 速効的이다.

따라서 患者의 全身을 探索導子로 쓰다듬어 30~40個所의 反應良導點을 求하여 電氣刺戟을 加하는 것도 하나의 方法이며, 이 方法이 正道라고 할 수도 있다. 그러나 이 方法은 探索에 相當한 時間을 要하므로 이것을 簡略케 하여 다음과 같은 反應良導點을 治療點으로 使用한다.

1. 患部 및 그 周邊의 反應良導點

2. 患部와 關係가 있는 良導絡 或은 患部를 走行하는 良導絡上의 反應良導點,

3. 患部와 左右 對照的인 健側部의 反應良導點

4. 患部와 關係가 깊은 背部治療點

F_427, F_428, F_432, F_438, F_439, F_440, F_442 F_444, F_448, F_450 (그림 91 參照)

5. 患部와 關係가 깊은 胸腹部治療點

VM2, VM3, VM4, VM13, VM16, H12, F_219, F_220, F_521, F_523, F_622

6. 特히 그 疾患에 效果가 있다고 알려져 있는 治療點.

a) 痔에 對해서는 VM26

b) 腹痛, 下痢에 對해서는 F_612

7. 基本的 治療點

成人이면 어느 患者에게라도 治療하여 두는 것이 좋은 治療點이 있는데 이것을 基本治療點이라고 한다.

A群 : F_444, F_440, F_434, VM11, VM5

B群 : HM26, F_459, H_517, F_444, F_440, F_634 VM12, VM11, VM9, F_626, VM5

患者에 따라서는 A, B群을 加하여도 좋은데, 이것은 病을 고치기 쉬운 自然治癒力을 增進시키는 治療點이다.

以上의 7項目을 언제나 念頭에 두고 治療하면 便利하다. 勿論 7項目 全部의 反應良導點을 治療하는 것이 아니라, 이 가운데의 하나에서 둘, 셋 或은 일곱을 全部 行하는 일도 있다. 病狀이나 刺激部位數를 머릿속에서 計算하여 治療方法을 定한다.

3. 全良導絡 調整法

代表測定點의 電流測定法(37面 參照)으로 얻은 異常한 良導絡 (자(尺)의 上下 두 줄의 線外에 測定値가 있는 良導絡)을 前腕 또는 腿에다 刺針, 通電을 7秒間行하고, 이것을 生理的 範圍內 (두 줄의 線內)에 넣으므로써 疾患을 輕快 또는 治癒시키는 方法이다.

實際로 全良導絡 調整을 行할 경우에는 반드시 "代表測定點의 電流測定法에 依한 異常한 良導絡發見을 必要로 하지 않으며, 前腕에는 $H_1 \sim H_6$ 良導絡을, 下腿에는 $F_1 \sim F_6$ 良導絡을 刺針通電하면 自然히 異常한 良導絡은 生理的 範圍內에 들어 온다.

第3章　簡易良導絡治療法

良導絡 治療(=電氣針 治療 : EAP療法)를 實施하는 醫師에게 있어서는 第2章에 記述한 中谷博士의 治療를 原則으로 한다. 그러나 治療點으로서 反應良導點을 探索하면서 治療하는 것은 短時間에 多數의 患者를 治療할 수가 없으며, 또 初步者에게 있어서는 다음과 같은 理由에서 良導絡治療에 달라붙기 힘들고, 또 難解한 것 같다.

卽 治療點으로서의 反應良導點에 關한 處方에 對해서는 一般的으로 電氣針의 效果는 皮膚-內

臟反射와의 觀點에서 處方되어 있기 때문에 治療點으로서의 反應良導點은 身體의 各部에 띄음띄음 멀어져 있고, 그 部位의 選擇이나, 그 名稱을 익히는 것은 一見 쉬우면서도 어렵다.

著者는 良導絡 治療(＝電氣針)의 效果는 皮膚—內臟反射의 效果와 함께 電氣針에 依하여 體內에 發生하는 化學物質의 直接作用이 맡아 있기에 힘이 있는 것이 아닐까 하고 생각한다. 따라서 이 觀點에서 反應良導點은 重要한 治療點이기는 하나 반드시 反應良導點에 全面的으로 얽매일 必要가 없다고 생각하며, 良導絡을 基礎로 하여 先人의 長點을 받아들인 簡易法을 생각해 내어 近代醫學의 하나로서 日常의 診療에 使用하여 效果를 얻고 있다.

이 方法에 依하면 醫師이기만 하면 初診者의 누구일지라도 容易하게 理解, 實施할 수 있으며 더구나 그 效果는 先人의 그것과 比較하여 大差가 없고, 손발이 저리는 따위에는 오히려 보다 有效하며, 治療時間도 顯著하게 短縮된다.

따라서 지금부터 良導絡 治療를 배우는 여러분은 처음부터 正規的 治療 方法을 배우는 일이 가장 좋으나, 難解한 경우에는 이 簡易法으로 良導絡 治療를 익숙하게 익히고 그 後 다시 하나 하나의 反應良導點의 特性을 硏究하여 또한 다른 선생님들의 處方을 받아들이는 것이 本醫學에 들어서는 가장 가까운 길이다.

A. 3事項을 念頭에 두고 治療하는 方法

1. 良導絡의 走行 및 相互關係位置를 大略이라도 좋으니 반드시 외어 둘것(59面 參照)

反應良導點의 部位, 名稱은 꼭 당장에 욀 必要는 없다.

2. 治療를 局所療法, 末梢療法의 둘로 나누어 생각할 것.

a. 局所療法

患部 및 그 週邊(때로는 反應良導點을 求하여, 여기에)에 刺針 通電을 7秒間行한다. 或은 다음에 記述하는 部位治療點이나 症候別治療點을 局所治療點으로 하여 刺針, 通電한다. 片側性 疾患은 患部에 十分間 刺針, 通電하여, 健側에도 類似點에다 두서너 군데에 가볍게 刺針 通電하여 둔다.

b. 末梢療法

一般的으로 患部 및 그 週邊을 지나고 있는 良導絡을 前腕 或은 下腿에서 刺針, 通電을 1~7秒間 行한다. 때로는 全良導絡 調整法(40面 參照) 末梢療法으로서 使用한다. 即 前腕에서 H_1~H_6, 下腿에서 F_1~F_6을 刺針, 通電한다.

3. 良導絡 治療를 現代醫學과 어떻게 얽어 맞추는가를 생각할 것.

良導絡 治療는 確實히 常識으로 생각할 수 없는 不可思議한 效果를 가져 오는 것인데, 반드시 萬能은 아니며, 이 醫學에도 限界가 있고, 長點도 短點도 있다. 따라서 現代醫學을 얽어 맞추는 것으로 그 限界를 突破시키고, 또 短點을 長點으로 바꾸는 것도 可能하다. 예컨대 疼痛을 電氣針으로 대번에 消失케 할 수가 있으나, 대개의 경우 24時間 以內에 疼痛이 再發된다. 따라서 다른 鎭痛劑, 消炎劑 等을 倂用하여 그 再發을 防止하는 따위다.

以上의 3事項을 머릿속에 넣으면, 대개의 治療는 할 수 있다.

B. 部位別 治療法

良導絡 治療에서는 同一部位의 各種 疾患에 對하여 같은 部位의 刺針 通電으로써 疾患의 種類에 關係없이 相當한 效果를 얻을 수 있다. 따라서 症候別 治療點보다 部位別 治療點을 먼저 그림으로써 알아.두면 매우 便利하다.

部位別 治療法에서도 반드시 反應良導點만이 治療點이 아니라 自覺性이 있는 部位에 直接, 刺針, 通電하여 效果를 얻을 수가 있다. 그림에서 가리키는 主된 治療點은 ○표 補助治療點은 ×표로 나타낸다. 그리고 部位는 大部分의 部位에서도 效果가 있으며, 名稱에 반드시 구애될 必要는 없다. 特別히 通電 時間을 記入하지 않았을 때는 約 7秒間을 나타내고 있다.

1. 頭・後頭部의 疾患

頭部와 後頭部, 어깨는 密接한 關係가 있으므로 恒常 함께 治療하는 것이 좋다.

a. 局所治療點

頭部 및 後頭部, 어깨의 治療點

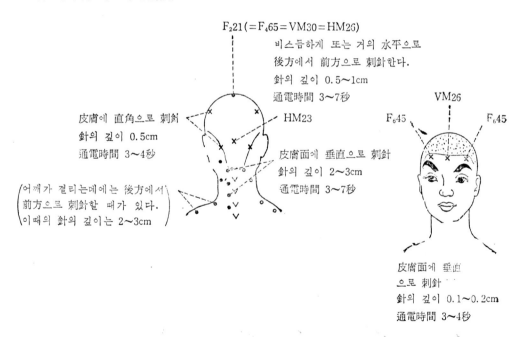

$F_221(=F_465=VM30=HM26)$

비스듬하게 또는 거의 水平으로 後方에서 前方으로 刺針한다.
針의 깊이 0.5~1cm
通電時間 3~7秒

VM26

HM23

皮膚에 直角으로 刺針
針의 깊이 0.5cm
通電時間 3~4秒

皮膚面에 垂直으로 刺針
針의 깊이 2~3cm
通電時間 3~7秒

어깨가 결리는데에는 後方에서 前方으로 刺針할 때가 있다. 이때의 針의 깊이는 2~3cm

F_645 F_645

皮膚面에 垂直으로 刺針
針의 깊이 0.1~0.2cm
通電時間 3~4秒

그림 24 頭後頭部 어깨의 治療點

以上의 刺針, 通電으로 대개의 頭痛은 사라지지만 特히 限局性 疼痛이 있을 때는 有痛部에 다시 7秒間 刺針, 通電하면 좋다.

b. 末消治療點

그림 23의 各部位에 刺針 通電 2〜4秒를 行한다. 針의 깊이는 約 0.5cm이다.

(머리와 얼굴에는 H₄, H₅, H₆, F₂, F₄, F₅ F₆의 良導絡이 들어 있으므로 이들의 良導絡을 前腕, 下腿에서 刺激하는 듯이다.)

藥物療法 또는 銀粒貼布 症狀에 따라 鎭痛劑, 自律神經 調整劑等을 使用하거나 或은 銀粒을 患部에 貼布하여 良導絡 效果를 높이고, 또 效果의 反歸를 防止시킨다. 急性期의 鞭打症에서는 安靜을 必須不可缺로 한다.

d. 本治療法의 適應症

高血壓症, 腦貧血, 頭痛, 頭重, 頸・頸部痛, 鞭打症, 어깨가 걸림

2. 顏面, 前頸部의 疾患

a. 局所治療點

i. 眼疾患治療點

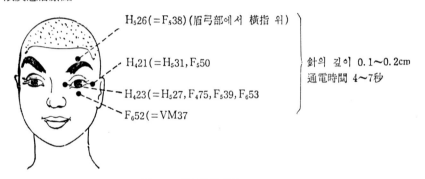

그림 25 眼疾患治療點

ii. 色盲治療點 : 下記 3點에 置針하고, 通電 7秒를 行하고, 그 뒤에 20分間 針을 그대로 둔다. 30回를 1쿠·우르로 한다.

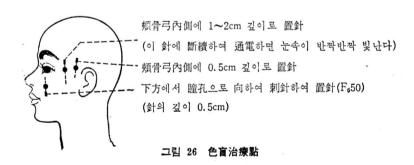

그림 26 色盲治療點

iii. 鼻疾患治療點

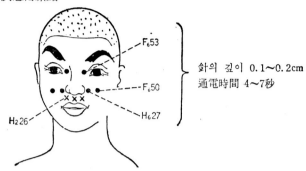

針의 깊이 0.1~0.2cm

通電時間 4~7秒

그림 27　鼻疾患治療點

iv. 耳疾患治療點

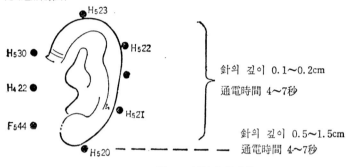

針의 깊이 0.1~0.2cm

通電時間 4~7秒

針의 깊이 0.5~1.5cm

通電時間 4~7秒

그림 28　耳疾患治療點

v. 顔面筋, 神經疾患의 治療點

　著者의 經驗으로는 顔面神經麻痺에는 처음에 低周波療法을 行하고 그 後에 電氣針・治療를 行하면 電氣針 單獨療法 보다는 效果가 있다. 또 中耳炎 手術(鼓室成形術)後의 顔面神經麻痺에도 效果가 있다. 顔面神經麻痺가 輕快해져도 上・下口輪筋部의 麻痺만 남기 쉽다. 따라서 治療에는 麻痺側의 上・下口筋部에도 刺針, 通電한다.

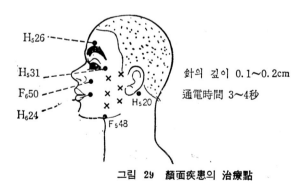

針의 깊이 0.1~0.2cm

通電時間 3~4秒

그림 29　顔面疾患의 治療點

　良導絡治療에는 시이소現象이 있으니 健側에도 適當한 部位에 두서너 군데에 刺針, 通電 3~4秒 行한다. 顔面神經麻痺에서는 頭部, 頸部에도 關係가 있으므로 頭部, 後頸部 治療에도 刺針, 通電 2~3秒 行하면 좋다.

vi. 前頸部 治療點

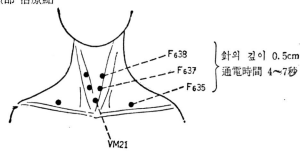

針의 깊이 0.5cm
通電時間 4~7秒

針을 下方에서 비스듬히 上方으로 刺針
(氣管에 찔릴 程度로 刺針)
通電時間 4~7秒

그림 30　前頸部治療點

b. 末梢治療點

頭部, 後頭部의 경우와 같음

c. 藥物療法 또는 銀粒貼布

疾患에 따라 適當한 藥物을 併用한다.

d. 本治療法의 適應症

結膜炎, 角膜炎, 視力減退, 色盲, 鼻炎, 코가 막힘, 嗅覺減退 또는 異常, 메니엘病, 耳疾患, 三叉神經病, 顔面筋搐搦, 咳嗽, 咽喉痛, 甲症腫腺 等

3. 胸部疾患

a. 局所治療點

i. 前胸部治療點

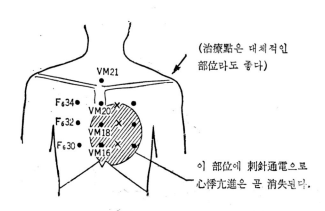

(治療點은 대체적인
部位라도 좋다)

이 部位에 刺針通電으로
心悸亢進은 곧 消失된다.

그림 31　前胸部治療點

ii. 後胸部治療點

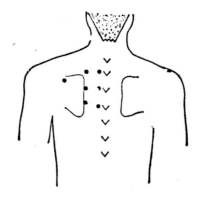

針의 깊이 0.2~0.3cm

通電時間 3~4秒

(肋間神經痛은 肋門을 따라 限局性胸)
(痛은 有痛部에 刺針, 痛電한다.)

그림 32 後胸部治療點

b. 末梢治療點

頭, 後頸部疾患과 같음.

c. 藥物療法 또는 銀粒貼布

適切히 投與 또는 貼布한다.

d. 本治療法의 適應症

肋間神經痛, 氣管支炎, 百日咳, 喘息, 心悸亢進, 胸痛, 胸膜炎, 胸部打撲에 依한 疼痛(小兒喘息은 通電하지 않은 針으로 胸壁全般에 刺針하는 것만으로 效果가 있다)

4. 腰仙部 疾患

a. 局所治療法

i. 腰部治療點

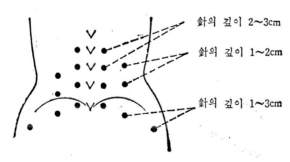

針의 깊이 2~3cm

針의 깊이 1~2cm

針의 깊이 1~3cm

椎間板 헤르니아等 一般 腰痛은 原因이 L_4, L_5에 많으므로
L_3, L_4, L_5를 中心으로 刺針通電하면 좋다.

그림 33 腰殿部治療點

ii. 仙骨部, 尾骨部治療點

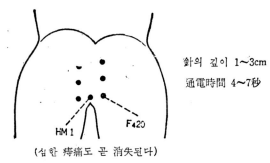

鍼의 깊이 1~3cm

通電時間 4~7秒

HM 1　　F420

(심한 痔痛도 곧 消失된다)

그림 34　仙骨 尾骨部治療點

b. 末梢治療點

下腿의 任意의 높이에서 F_1, F_6의 良導絡(左右 6個所씩)에 刺鍼, 通電 1~4秒行한다. (더우기 F_4 良導絡에 主力을 둔다)

(注 意)

腰痛症인 경우, 대개는 上殿神經痛, 或은 坐骨神經痛을 合併하고 있으므로 下肢의 治療點도 刺鍼, 通電하면 좋다.

c. 藥物療法 또는 銀粒貼布

藥物로서는 對症療法을 行하고, 有痛部에 銀粒을 1~2個所 貼付하면 좋다.

d. 本治療法의 適應症

腰痛症(腰部筋筋膜症, 椎間板헤르니아, 椎弓分離症, 腰椎㢣出症, 骨粗鬆症, 其他), 痔, 痛, 疾患症

(注 意)

腰痛에 對해서는 반드시 原因을 究明하여, 原因에 對한 根本療法을 行하면서 良導絡 治療를 하는 것이 바람직하다

5. 下肢疾患

a. 局所治療點

i. 膝關節部治療

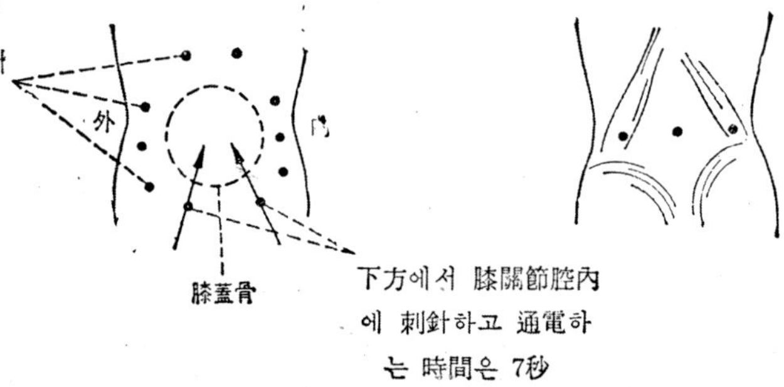

皮膚面에 垂直으로 刺鍼

鍼의 깊이 0.2~0.5cm

通電時間 4~7秒

外　　門

膝蓋骨

針의 깊이 0.5cm

通電時間 4~7秒

下方에서 膝關節腔內에 刺鍼하고 通電하는 時間은 7秒

그림 35　膝關節部治療點

ii. 坐骨神經痛 治療點: ($F_1 \sim F_6$ 良導點을 따라가며 刺針, 通電), 坐骨神經痛에서는 下肢의 反應良導點을 檢出하여 刺針 通電하는 것이 제일 適當하다. 或은 $F_1 \sim F_6$ 良導絡의 走行에 沿하여 大腿 下腿에서 2~4秒刺針, 通電하여도 좋다.

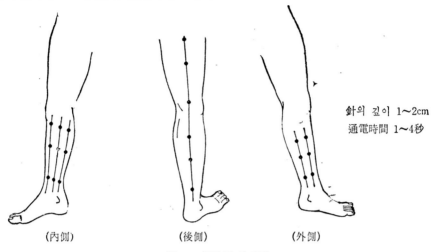

針의 깊이 1~2cm
通電時間 1~4秒

(內側)　　　(後側)　　　(外側)

그림 36　下肢의 治療點

iii. 下腿(特히 발)의 知覺異常, 倦怠의 治療點: 片側일 경우에는 患側을 治療하고, 健側에는 下腿의 任意의 높이로서 $F_1 \sim F_6$ 良導絡을 한군데씩 가볍게 刺針, 通電한다. (下記下腿, 발의 刺針, 通電에 依하여, 발이 저리거나 熱感은 곧 消失되어 발이 가볍게 된다.)

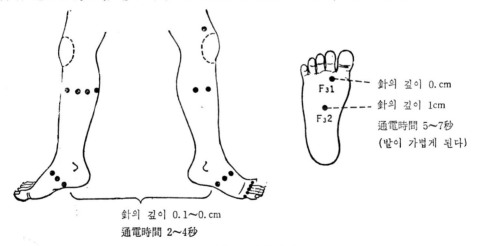

針의 깊이 0. cm
針의 깊이 1cm
通電時間 5~7秒
(발이 가볍게 된다)

針의 깊이 0.1~0. cm
通電時間 2~4秒

그림 37　下腿, 발의 治療點

b. 末梢治療點

下腿, 발의 경우는 末梢治療點은 없다.

(그러나, 때로는 頭頂部에 刺針, 通電 7秒를 行할 때도 있다)

c. 藥物療法 또는 銀粒療法

適切하게 行한다.

d. 本治療法의 適應症

脚氣, 腓腸筋痛, 下腿가 저림, 熱感, 倦怠感, 痲痺, 레이노病

6. 腹部疾患

a. 局所治療點

i. 上腹部治療點

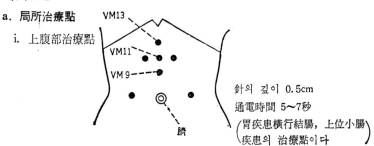

針의 깊이 0.5cm
通電時間 5~7秒
(胃疾患橫行結腸, 上位小腸
疾患의 治療點이다)

그림 38 上治療腹部點

ii. 肝臟部治療點

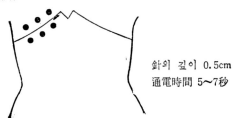

針의 깊이 0.5cm
通電時間 5~7秒

그림 39 肝臟部治療點

iii. 脾臟部治療點

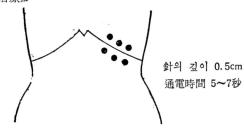

針의 깊이 0.5cm
通電時間 5~7秒

그림 40 脾臟部治療點

iv. 下腹部治療點

b. 末梢治療點

前腕, 下腿에서 H_1~H_6, F_1~F_6
良導絡을 刺針, 通電한다.

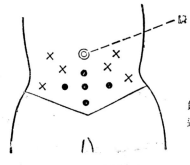

針의 깊이 0.5cm
通電時間 5~7秒

그림 41 下腹部治療點

c. 藥物療法 또는 銀粒貼布

d. 本治療法의 適應症

　i. 上腹部에서는 急性, 慢性胃炎, 胃酸過多症, 胃痛, 腸炎 等

　ii. 肝臟部에서는 肝臟疾患

　iii. 脾臟部에서는 脾疾患

　iv. 下腹部에서는 小腸炎, 大腸炎, 鼓腸, 下腹痛, 便秘, 下痢, 腸閉塞症, 生殖器疾患, 婦人
　　疾患, 膀胱疾患, (頻尿, 尿閉, 夜尿症 等)

(注　意)

腹部疾患에서는 이에 該當하는 가슴, 腰椎棘突起의 兩側部, (棘突起에서 一横指外側의 몇 군
데에 刺針, 通電 3～7秒를 行한다.

7. 上肢疾患

　a. 局所治療點

　　i. 肩關節部治療點

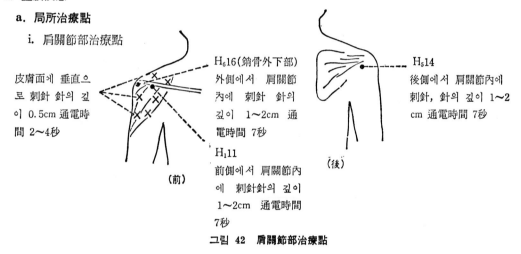

皮膚面에 垂直으
로 刺針 針의 깊
이 0.5cm 通電時
間 2～4秒

H₆16(鎖骨外下部)
外側에서 肩關節
內에 刺針 針의
깊이 1～2cm 通
電時間 7秒

H₁11
前側에서 肩關節內
에 刺針針의 깊이
1～2cm 通電時間
7秒

(前)

H₅14
後側에서 肩關節內에
刺針, 針의 깊이 1～2
cm 通電時間 7秒

(後)

그림 42　肩關節部治療點

　　ii. 肘關節部治療點

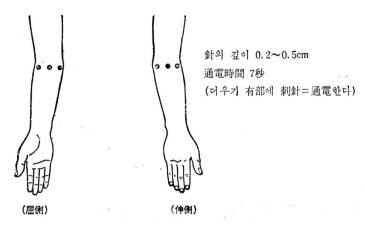

針의 깊이 0.2～0.5cm
通電時間 7秒
(더우기 有部에 刺針＝通電한다)

(屈側)　　　(伸側)

그림 43　肘關節部治療點

iii. 手關節部治療點

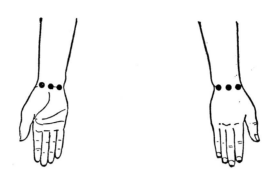

그림 44 手關節部治療點

iv. 前腕, 손, 손가락의 知覺異常(저리는 따위)이 있을 때의 治療點：上肢의 神經痲痺의 경우에는 $H_1 \sim H_6$에 沿하여 刺針, 通電 2～4秒를 行한다.

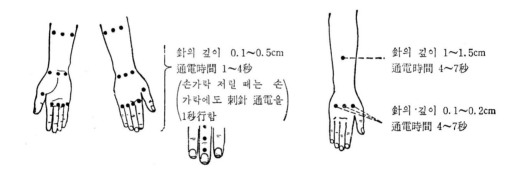

그림 45 손의 知覺異常의 治療點

b. 末梢治療點

어깨, 上腕, 肘의 疾患은 前腕에 $H_1 \sim H_6$을 1秒間 가볍게 刺針, 通電한다. 前腕, 손의 疾患은 末梢治療點은 없다. 疾患이 片側일 때는 健側에도 類似點에다 세 군데 程度 刺針, 通電을 1秒間 하여 둔다.

c. 藥物療法 또는 銀粒貼布

適當하게 行한다.

d. 本治療法의 適應症

頸腕神經痛, 肩關節周圍炎, 肘關節炎, 上肢의 神經通, 손, 손가락의 저림, 熱感, 레이노病

8. 口中疾患

a. 局所治療點

i. 舌疾患의 治療點：味覺의 感退, 異常의 경우는 혀의 患部 및 그 周邊에 3～4秒 刺針, 通電한다.

ii. 아프타性口內炎의 治療點：아프타(糜爛創)에는 通電한 채로의 針을 3秒 接觸시킨다.

(注 意)

아프타에서는 刺針할 必要가 없고, 通電된 針을 接觸하는 것만으로도 좋으며 通電 時間이 길면 逆으로 痛症이 增加한다.

(이에 依하여 아프타의 痛症은 당장 消失된다)

iii. 齒痛：有痛齒의 齒根部 및 그 周邊의 2~3個所에 刺針, 通電, 4秒로 行한다.

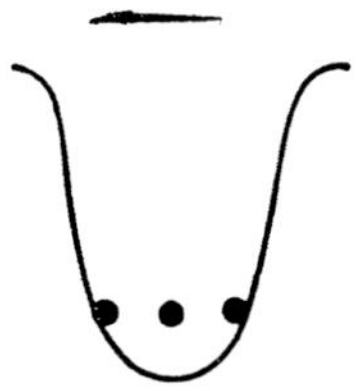

針의 깊이 0.2~0.5cm

그림 46 舌治療點

b. 末梢治療點

口中의 疾患에서는 대개 어깨가 결리는 것까지 倂發하고 있다. 따라서 어깨에 刺針, 通電한다.

c. 藥物療法 또는 銀粒貼布

原固에 對한 療法을 行한다.

d. 本治療法의 適應症

味覺減退, 異常, 아프타, 齒痛

9. 各種 慢性疾患

全良導絡 調整法을 每日 行하고 있으면 점점 快癒로 向한다.

10. 그 밖의 疾患

a. 局所治療點

患部 및 그 周邊(되도록이면 反應良導點을 찾아서 그 反應良導點)에 刺針, 通電을 4~7秒間 行한다.

b. 末梢治療點

末梢治療點으로서 全良導絡 調整法을 利用한다.

c. 藥物療法 또는 銀粒貼布

原因 또는 對症療法을 行하거나 또는 電氣針, 治療後, 患部에 銀粒을 貼布한다.

d. 症候別 治療法

症候別 治療法에 對해서도 다른 著書와 달리 電氣針의 效果는 皮膚一內臟反射 및 電氣針에서 發生하는 化學物質의 直接作用과의 觀點에서 治療點은 될 수 있는대로 그 周邊에 取하였다.

症候別 治療點으로서 記載된 治療點은 局所治療點이다. 따라서 症候別 治療法에 있어서도 局所治療點과 末梢治療點 및 現代醫學과의 調和를 생각하지 않으면 안된다.

1. 頭痛, 頭重, 노이로제, 不眠症

"部位別 治療法"에서 記述한 頭部, 後頸部, 어깨의 治療點에 刺針, 通電을 7秒行한다.

2. 顔面神經麻痺, 三又神經痛, 顔面筋搐搦

"部位別 治療法"에서 記述한 顔面, 頭部, 後頸部의 治療點에 刺針, 通電 7秒를 行한다. (顔面筋搐搦에 對해서는 搐搦 部位에도 直接 刺針, 通電한다)

3. 色盲, 眼疾患

　　眼治療點에 刺針, 通電한다.

4. 難聽, 耳疾患, 眩氣症, 耳鳴

　　本書 記載의 難聽治療法 參照

　　眩氣症, 耳鳴도 難聽治療로 輕減한다.

5. 鼻疾患 (鼻閉, 鼻水)

　　鼻治療點에 刺針, 通電한다.

6. 아프타, 味覺異常 혀의 疼痛, 齒痛

　　"部位別 治療法"의 口中疾患治療點에 通電, 또는 刺針, 通電한다.

7. 바세도우病, 喉頭炎

　　前頸部 治療點에 刺針, 通電한다. 때로는 甲狀腺에 直接 刺針, 通電할 때도 있다.

8. 어깨가 결린다. 鞭打症, 自律神經失調症

　　後頸部, 어깨, 때로는 頭部의 治療點에 刺針, 通電한다.

9. 心悸亢進, 心臟疾患

　　前胸部의 治療點(特히 左側)에 刺針, 通電한다.

10. 喘息, 百日咳, 氣管支炎

　　前胸部, 全般의 治療點에 刺針, 通電한다. (이럴 때의 通電時間은 짧게 2~4秒) (小兒喘息은 通電하지 않고 針으로 前胸部 全般을 얕게 몇 군데 以上 刺針하는 것만으로도 效果가 있다)

11. 胸痛(肋間神經痛, 打撲에 依한 胸痛 等)

　　有痛部 및 그 周邊에 刺針, 通電한다.

　　(胸部의 刺針은 胸膜을 穿刺하여 氣胸을 일으키지 않도록 注意할 것)

12. 胃, 上位小腸疾患

　　上腹部 治療點에 刺針, 通電한다.

13. 肝臟疾患

　　肝臟部 治療點에 刺針, 通電한다.

14. 脾臟疾患

　　脾臟部 治療點에 刺針, 通電한다.

15. 大腸疾患, 下位腸疾患, 膀胱疾患, 生殖器疾患, 婦人科疾患

　　下腹部 治療點, 腰仙部 治療點에 刺針通電한다.

16. 쇼크, 失神

　　上腹部의 心窩部 손의 示指(中指)의 손톱과 살과의 사이에 刺針, 通電 7~10秒를 行한다.

17. 惡心, 嘔吐, 胃痙攣 딸국질

　　惡心, 嘔吐에는 上腹部 治療點 및 後頸部 治療點, 胃痙攣, 딸국질에는 上腹部 治療點 및 第12 胸椎의 兩側橫突起部에 刺針, 通電한다.

18. 肩關節 肩關節周圍炎(所謂五十肩)

肩關節 治療點 및 그 周圍(三角筋, 上腕)에 刺針, 通電한다.

19. 頸腕神經痛, 撓骨尺骨, 正中神經麻痺, 손이저림

頸部, 治療點, 上腕, 前腕의 治療點에 刺針, 通電한다. 손이 저릴 때는 前腕, 손, 손가락에 刺針通電한다.

20. 各種 腰痛

腰部, 殿部, 仙骨部, 治療點에 刺針, 通電한다.

21. 痔　痛

仙骨部, 尾骨部, 治物點에 刺針通電한다.

22. 坐骨神經痛, 椎間板헤르니아等에 依한 下肢의 知覺異常

腰部, 仙骨部, 下肢의, 治療點에 刺針, 通電한다.

23. 膝關節炎

膝關節 治法點에 刺針, 通電한다.

24. 발의 冷症, 발의 熱感, 발의 倦怠, 발가락이 저림, 知覺減退

下腿 및 발의 治療點(더우기 발바닥 中央部에 刺針, 通電한다.

25. 精力減退(인포텐트)

下腹部, 腰仙部 治療點에 刺針, 通電한다. (睾丸 自體에 直接 刺針, 通電하면 著效가 있다고 한다)

26. 打撲, 捻挫, 鷄眼에 依한 疼痛

有痛部에 刺針, 通電한다.

27. 其　他

보통 患部 및 그 周邊에 數秒 刺針, 通電하면 自覺症狀이 輕減한다.

28. 特殊한 效果가 있는 治療法

 a. 刺激의 잘못을 도리키는 治療點 : H_52, H_510

 b. 홀몬分泌促進作用이 있다고 생각되는 治療點

　i. 副腎皮質홀몬 : F_37, F_434

　ii. 腦下垂體 : HM_{22}

　iii. 甲狀腺홀몬 : VM_{21}

　iv. 男女性홀몬 : F_37, F_25

　v. 唾液홀몬 : H_520

　vi. 膵臟홀몬, F_436

 c. 감기의 豫防과 治療 : F_454

 d. 弛緩性의 筋疾患을 고치는 治療點 : HM11

 e. 筋의 攣縮을 除去하는 治療點 : F_511

f. 小兒의 痙攣治療點 : $H_1 1, H_2 1, H_3 1$

g. 止血에 有効한 治療點 : $H_2 4$

h. 머리, 얼굴, 목, 가슴, 上肢의 重要補助治療點 : $H_6 10, F_6 9$

i. 婦人病, 生殖器病, 下肢疾患의 重要補助 治療點 : $F_1 6 (F_2 5 = F_3 9)$

k. 頭疾患의 重要治療點 : $F_2 21 (= F_4 65 = VM30 = HM26)$

l. 발의 疲勞를 더는 治療點 : $F_3 2$

m. 머리, 後頸部, 얼굴의 重要補助 治療點 : $F_4 59, n_5 30$

n. 小兒疾患의 治療點 : HM17

易　簡

良導絡治療入門

反應良導點(健康時에는 良導點이며, 疾病에 依하여 反應良導點이 된다)의 部位는 解剖學的으로 嚴格한 것은 아니고 同一 人體라도 多少 變動하는 수가 있으나 大部分의 反應良導點은 東洋醫學의 經穴과 거의 一致하고 있으므로 良導絡 醫學을 硏究하고 다시 東洋醫學의 硏究를 希望하는 분들을 위하여 反應良導點名과 함께 經穴名을 적고 反應良導點의 大體的인 部位, 經穴學的 解剖 部位를 正確한 部位로서 적었으며, 主된 良導點에는 各良導絡의 手足의 末梢로 부터 一連番號가 붙여져 있다.

또한 良導絡 醫學(電氣針 治療)에서는 東洋醫學의 經穴에 相當하는 反應良導點 以外에도 無數한 治療點이 있다는 것에 注目하길 바란다. 익히기 쉽도록 反應良導點을 ●, ×로 表示한다.

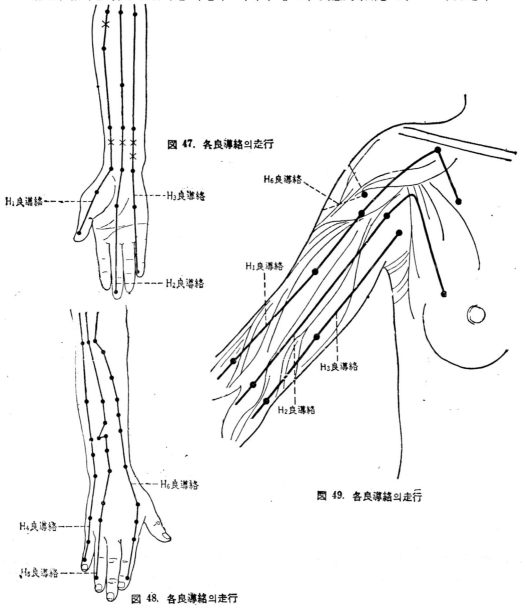

図 47. 各良導絡의 走行

図 49. 各良導絡의 走行

図 48. 各良導絡의 走行

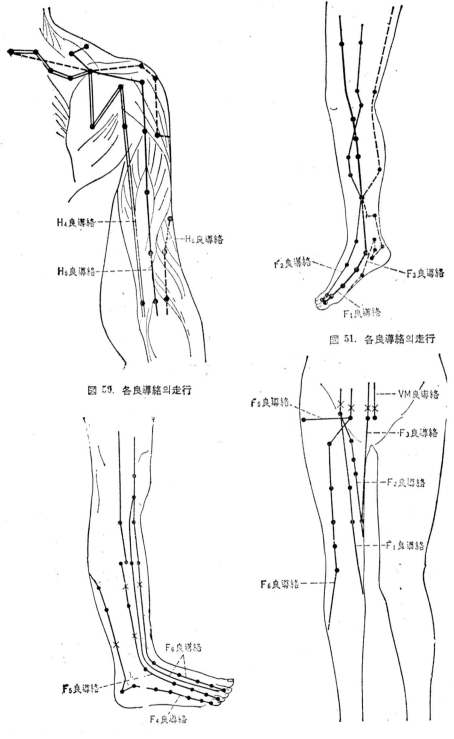

H₄良導絡

H₆良導絡

H₅良導絡

図 50. 各良導絡의走行

F₂良導絡

F₃良導絡

F₁良導絡

図 51. 各良導絡의走行

F₅良導絡

VM良導絡

F₃良導絡

F₂良導絡

F₁良導絡

F₆良導絡

F₆良導絡

F₅良導絡

F₄良導絡

図 52. 各良導絡의走行

図 53. 各良導絡의走行

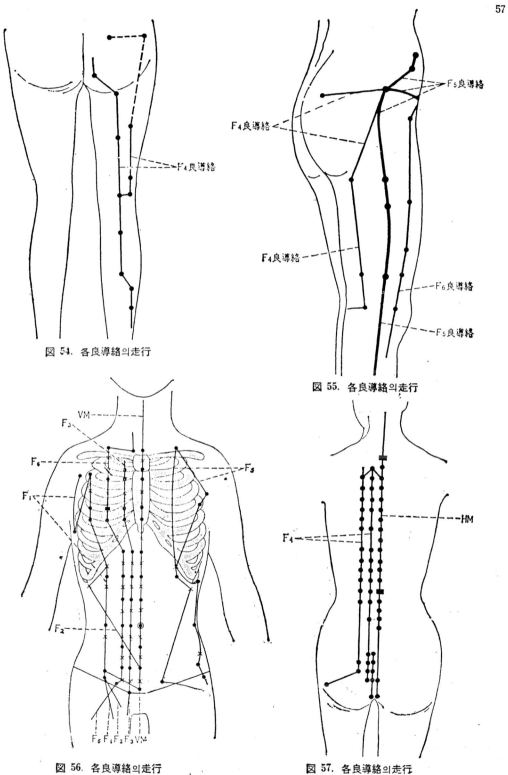

図 54. 各良導絡의 走行

図 55. 各良導絡의 走行

図 56. 各良導絡의 走行

図 57. 各良導絡의 走行

58

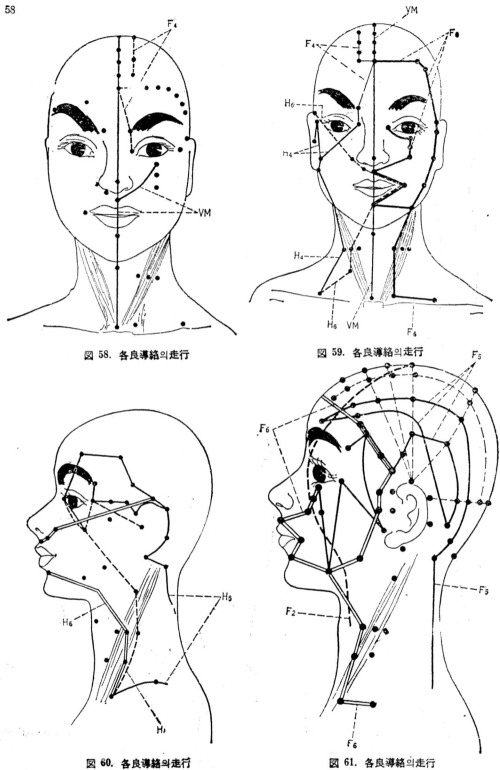

図 58. 各良導絡의 走行

図 59. 各良導絡의 走行

図 60. 各良導絡의 走行

図 61. 各良導絡의 走行

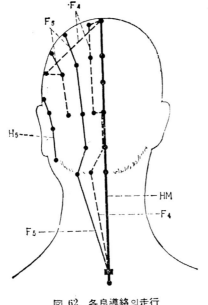
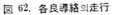

図 62. 各良導絡의 走行

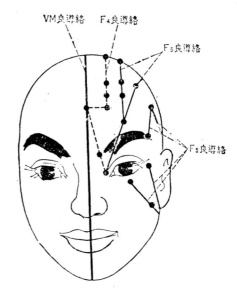

図 63. 各良導絡의 走行

A. H₁ 良 導 絡

H₁ 良導絡의 走行은 다음과 같다. 그리고 H₁ 良導絡은 肺에 關係가 있는 것으로 생각되고 있다. 拇指의 掌側末端→上肢의 屈側, 橈側을 上行→鎖骨外端 바로 밑의 陷凹部→前胸壁外上部(第 2 肋間의 높이)

H₁1(少商)

大體的 部位：拇指掌側 末端部

正確한 部位：拇指掌側이며 爪根部에서 3~4mm 橈側

神　　　經：正中神經이 皮神經으로서 分布

適　應　症：上氣道炎, 腸炎 等에 依한 急性發熱(더구나 小兒에게 效果가 있다), 小兒경련, 拇指의 知覺異常(疼痛, 저림, 鈍痲 等) 腦充血, 黃疸

H₁2 (魚際)

大體的 部位：手掌의 拇指側 中央部

正確한 部位：第 1 中手骨의 橈側中央部(短拇外轉筋의 外側部)

神　　　經：正中神經이 皮神經으로서 分布

適　應　症：頭痛, 眩氣症, 腦貧血

H₁3 (太淵)

大體的 部位：手關節掌側, 橈側部

正確한 部位：橈骨手根關節掌側이며 橈骨搏動部의 陷凹部

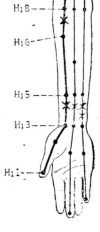

図 64 H₁ 良導絡

神　　　經：H₁2와 같음.

適　應　症：手關節炎, 腱鞘炎(橈骨莖狀突起部痛)

H₁4 (經渠)

大體的 部位：H₁ 良導絡 위이며 前腕의 아래 1/8部

正確한 部位：前腕屈側이며 橈骨莖狀突起內緣部

神　　　經：H₁2와 같음.

適　應　症：鞘腱炎(橈骨莖狀突起部痛), 上氣道炎, 喘息, 食道痙攣

H₁5 (列欠)

大體的 部位：H₁ 良導絡上, 前腕의 아래 1/4部

正確한 部位：前腕屈側, 橈骨莖狀突起에서 約 2.5cm 中樞

神　　　經：外側前腕皮神經이 分布

適　應　症：上氣道炎, 腱鞘炎, 頭痛, 어깨가 결림, 齒痛.

H₁6 (孔最)

大體的 部位：H₁ 良導絡上, 前腕의 위 1/4部

正確한 部位：前腕屈側, 橈腕筋의 위 1/4部

神　　　經：H₁5와 같음

適　應　症：咳嗽, 嗄聲, 痔疾患, 小兒虛弱體質

H₁7 (澤田流孔最)

大體的 部位：H₁ 良導絡上, 前腕의 위 1/8部

正確한 部位：H₁6의 位置에서 約 2橫指上部

神　　　經：H₁5와 같음

適　應　症：H₁6과 같음

H₁8 (尺澤)

大體的 部位：肘關節屈側部의 外側

正確한 部位：肘關節部에서 上腕二頭筋腱의 橈側

神　　　經：外側前腕皮神經이 分布

適　應　症：肘關節炎, 呼吸器疾患(上氣道炎, 氣管支炎…特히 咳嗽에 有效) 遺尿症

H₁9 (俠白)

大體的 部位：H₁ 良導絡上, 上腕中央部

正確한 部位：上腕中央部, 上腕二等筋의 兩頭間部

神　　　經：H₁8과 같음

適　應　症：腕神經痛, 痲痹, 肋間神經痛, 胸膜炎, 心臟痛(心悸亢進), 腦溢血

H₁10 (天府)

大體的 部位：H₁ 良導絡上, 三角筋의 下緣

正確한 部位：三角筋下緣, 上腕二頭筋의 兩頭間

神　　　經：H₁9와 같음

適　應　症：H₁9와 같음

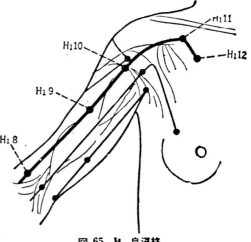

図 65. H₁ 良導絡

H₁11 (雲門)

大體的 部位：肩峰鎖骨關節直下部

正確한 部位：鎖骨外端部直下의 陷凹部

神　　經：鎖骨上神經이 皮神經으로서 分布

適　應　症：肩關節炎, 肩關節周圍炎(所謂五十肩), 腕神經痛, 上氣道炎, 喘息(H₁11은 肩關節의 治療點)

H₁12 (中府)

大體的 部位：前胸壁의 外上部, 第二肋間의 높이

正確한 部位：위와 같음

神　　經：H₁11과 같음

適　應　症：上氣道炎, 喘息, 氣管支炎(咳嗽), 乳腺炎, 肺結核

B. H₂ 良 導 絡

H₂ 良導絡의 走行은 다음과 같다. 本良導絡은 心囊에 關係가 있는 것으로 생각되고 있다. 손의 中指掌側末端部→上肢屈側 中央을 上行→大胸筋直下部→前胸壁外側部(乳頭의 外側 1橫指部)

H₂1 (中衝)

大體的 部位：손의 中指掌側 末端部

正確한 部位：손의 中指掌側, 爪根部 모서리에서 4mm 떨어진 部位

神　　經：正中神經이 皮神經으로서 分布

適　應　症：中指의 知覺異常(저림, 疼痛, 鈍痲 等)
　　　　　心臟疾患의 救急治療點, 小兒의 경련

H₂2 (勞宮)

大體的 部位：手掌 中央部

正確한 部位：手掌의 中央, 第2, 第3 中 手骨의 사이

神　　經：H₂1과 같음.

適　應　症：手掌痛, 手掌熱感

H₂3 (大陵)

大體的 部位：手關節掌側의 中央部

正確한 部位：橈骨手根關節掌側의 中央, 橈側手根屈筋腱과 長掌筋腱의 사이

神　　經：H₂1과 같음.

適　應　症：手關節炎, 心臟疾患, 呼吸困難, 노이로제.

H₂4 (內關)

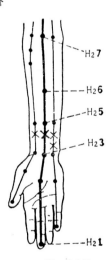

66. H₂ 良導絡

62

大體的 部位：H₂ 良導絡上, 前腕의 아래 1/8部

正確한 部位：前腕屈側 H₂3에서 約 3cm 中樞部

神　　經：內側前腕皮神經이 分布

適　應　症：惡心, 嘔吐, 惡阻, 心臟疾患(H₂4는 惡心 除去의 特効點이다)

H₂5 (間使)

大體的 部位：H₂ 良導絡上 前腕의 아래 1/4部

正確한 部位：前腕의 屈側下 1/4部, 橈側手根 屈筋과 長掌筋의 사이

神　　經：H₂4와 같음.

適　應　症：止血(嘔吐, 喀血, 鼻血出 等), 心悸亢進, 胸痛

H₂6 (郄門)

大體的 部位：前腕屈側의 中央部

正確한 部位：前腕屈側의 中央, 橈側手根屈筋과 長掌筋의 사이

神　　經：內側前腕皮神經이 分布

適　應　症：H₂5와 같음

H₂7 (曲澤)

大體的 部位：肘關節의 屈側中央部

正確한 部位：肘關節의 屈側中央, 二頭腕筋腱의 尺側

神　　經：H₂6과 같음

適　應　症：肘關節炎, 心臟疾患, 레이노病

H₂8 (天泉)

大體的 部位：H₂良導絡上, 大胸筋下緣直下部

正確한 部位：上腕屈側, 上腕二頭筋과 烏口腕筋의
　　　　　　　筋溝上이며, 大胸筋下緣部

神　　經：H₂6과 같음.

適　應　症：上腕神經痛, 正中神經痲痺, 胸痛

H₂9 (天地)

大體的 部位：乳頭의 外側 1橫指의 部位

正確한 部位：前胸部의 第4肋間이며, 乳頭의 外側 1橫指의 部位

神　　經：胸神經의 分枝가 皮神經으로서 分布

適　應　症：心臟疾患, 肋間神經痛

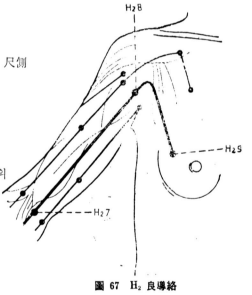

圖 67　H₂ 良導絡

C. H₃ 良 導 絡

H₃의 良導絡의 走行은 다음과 같다. H₃ 良導絡은 心臟에 關係가 있는 것으로 짐작된다.

새끼손가락의 掌側末端部→上肢의 屈側, 內側을 上行→腋窩中央部

H₃1 (少衝)

大體的 部位：小指(새끼손가락)의 掌側末端

正確한 部位：小指의 掌側이며, 橈側爪根部에서 3〜4mm 떨어진 部位

神　　　經：尺骨神經이 皮神經으로서 分布

適　應　症：小指의 知覺異常(저림, 疼痛, 鈍痲 等) 心悸亢進, 狹心症

H₃2 (少府)

大體的 部位：手掌이며, 小指側 中央部

正確한 部位：手掌中央部로서 第 4, 第 5 中手骨의 사이

神　　　經：H₃1과 같음

適　應　症：手掌痛, 心悸亢進, 婦人科疾患, 尿閉, 尺骨神經麻痹

H₃3 (神門)

大體的 部位：手關節掌側이며, 尺側部

正確한 部位：橈骨手根關節掌側이며 豆狀骨 바로 위의 陷凹部

神　　　經：H₃1과 같음

適　應　症：手關節炎, 노이로제, 便秘

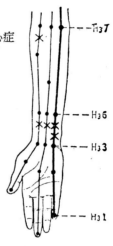

圖 68　H₃ 良導絡

H₃4 (陰郄)

大體的 部位：H₃ 良導絡上이며, H₃3 에서 約 1cm 中樞部

正確한 部位：前腕屈側인데 尺骨莖突起의 높이이며, 그 突起에서 3〜4mm 橈側

神　　　經：尺骨神經이 皮神經으로서 分布

適　應　症：手關節炎, 心臟疾患, 鼻出血, 子宮內膜炎

H₃5 (通里)

大體的 部位：H₃ 良導絡上, H₃4 에서 約 1cm 中樞部

正確한 部位：前腕屈側이며 尺側手根屈筋腱의 橈

側이며, 手關節部에서 約 2cm 中樞部

神　　　經：內側前腕皮神經이 分布

適　應　症：心臟疾患(心臟衰弱, 頻脈), 尺骨神經

痛, 言語障害, 頭痛, 月經過多, 子宮出血

H₃6 (靈道)

大體的 部位：H₃ 良導絡上, 前腕의 아래 1/4部

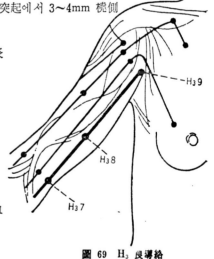

圖 69　H₃ 良導絡

正確한 部位：前腕屈側에서 尺側手根屈筋腱의 橈側이며 手關節에서 約 5cm 中樞部.

神　　　經：H₃5와 같음.

適　應　症：心臟疾患, 尺骨神經痛, 上氣道炎, 눈의 充血

H₃7 (少海)

大體的 部位：肘關節의 屈側에서 尺側部

正確한 部位：肘關節의 屈側, 尺側에서 上腕骨內上顆에서 約 1cm 橈側쪽의 部位

神　　　經：H₃5와 같음

64

適　應　症：心臟疾患, 肘關節炎, 耳鳴, 耳痛, 蓄膿症

H₃8 (靑靈)

大體的 部位：H₃ 良導絡上, 上腕의 아래 1/4部

正確한 部位：上腕屈側 아래 1/4部, 內側二頭筋溝上

神　　　經：內側前腕皮神經이 分布

適　應　症：尺骨神經痛, 肋間神經痛, 頭痛, 惡寒, 貧血

H₃9 (極泉)

大體的 部位：腋窩 中央部

正確한 部位：위와 같음

神　　　經：鎖骨上神經이 皮神經으로서 分布

適　應　症：心臟疾患, 肩關節周圍炎, 肋間神經痛, 腋臭

D. H₄ 良 導 絡

H₄ 良導絡의 走行은 다음과 같다. H₄ 良導絡은 小腸에 關係가 있는 것으로 짐작되고 있다.
小指의 背側末端→上肢의 伸側, 內側을 上行→어깨→第七頸椎棘突起下部→鎖骨上窩→눈 및 귀

H₄1 (少澤)

大體的 部位：小指背側 末端部

正確한 部位：小指末節의 背側, 爪根部의 尺側

神　　　經：尺骨神經이 皮神經으로서 分布

適　應　症：頭痛, 咽喉痛, 감기에 依한 發熱, 小兒痙攣, 小指의 知覺異常

H₄2 (前谷)

大體的 部位：小指의 近位指節間 關節背側部

正確한 部位：小指의 背側, 近位指節間關節의 中央部에서 약간 尺側

神　　　經：H₄1과 같음

適　應　症：H₄1과 같음

H₄3 (後谿)

大體的 部位：第5中手指節關節部의 背側

正確한 部位：手背이며 第5中手骨先端의 尺側

神　　　經：H₄1과 같음

適　應　症：尺骨神經痲痺, 耳鳴, 眩氣症, 口內炎

H₄4 (腕骨)

大體的 部位：手關節部의 背側, 尺側部

正確한 部位：第5手根中手關部이며 手背, 尺側部

神　　　經：尺骨神經이 皮神經으로서 分布

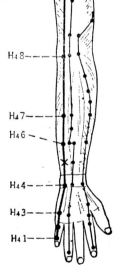

H₄8 ----

H₄7 ----

H₄6 ----

H₄4 ----

H₄3 ----

H₄1 ----

図 70. H₄ 良導絡

適　應　症：手關節炎

H₄5 (陽谷)

大體的 部位：H₄ 良導絡上에서 前腕의 아래 1/8部

正確한 部位：手關節의 背側, 尺側이며, 尺骨莖狀突起의 下際의 陷凹部

神　　經：H₄4와 같음

適　應　症：尺骨神經痲痺, 耳鳴, 眩氣症, 口內炎

H₄6 (養老)

大體的 部位：H₄ 良導絡上, 前腕의 아래 1/4部

正確한 部位：前腕伸側, 尺骨莖狀突起의 隆起上

神　　經：H₃4와 같음

適　應　症：腕神經痛, 瘍, 疔

H₄7 (支正)

大體的 部位：H₄ 良導絡上, 前腕의 中央部

正確한 部位：前腕伸側, 尺側의 中央, 即 尺側手根伸筋의 外緣, 直接 尺骨에 닿이는 곳

神　　經：內側前腕皮神經이 分布

適　應　症：尺骨神經痛, 痲痺, 노이로제, 神經衰弱, 眩氣症, 頭痛, 癲癇

H₄8 (小海)

大體的 部位：肘關節背側, 內側部

正確한 部位：肘關節의 背側, 上腕骨內側上顆과 肘頭와의 사이 (여기에 尺骨神經溝가 있다)

神　　經：H₄7과 같음

適　應　症：尺骨神經痛, 肘關節炎, 肘關節周圍炎, 齒齦炎, 肺結核, 心臟病

H₄9 (肩貞)

大體的 部位：肩關節의 背側, 肩甲棘外端의 아래 4cm

正確한 部位：肩關節의 背側, 肩甲棘外端 下方의 小圓筋部

神　　經：內側上腕皮神經이 分布

適　應　症：肩關節炎, 肩關節周圍炎(五十肩)

H₄10 (臑兪)

大體的 部位：肩甲棘外端의 바로 下部

正確한 部位：위와 같음

神　　經：H₄9와 같음

適　應　症：H₄9와 같음

H₄11 (天宗)

大體的 部位：肩甲棘下窩의 中央

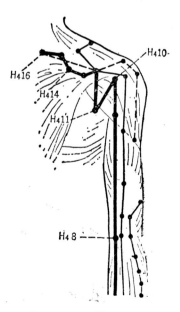

図 71. H₄ 良導絡

66

正確한 部位：肩甲棘下窩의 中央, 棘下筋部

神　　經：後鎖骨上神經이 皮神經으로서 分布

適　應　症：肩關節周圍炎, 腕神經痛, 어깨가 결림, 乳汁分泌不足, 高血壓症

H₄12 （秉風）＝H₅15＝H₆18

大體的 部位：肩甲棘中央上緣部

正確한 部位：肩甲棘中央의 上緣, 肩甲切痕部

神　　經：H₄11과 같음

適　應　症：H₄11과 같음

H₄13 （曲垣）

大體的 部位：肩甲棘起始部의 上緣

正確한 部位：위와 같음

神　　經：胸神經後枝가 皮神經으로서 分布

適　應　症：H₄11과 같음

H₄14 （肩外兪）

大體的 部位：肩甲骨上角部

正確한 部位：第 1, 第 2 胸椎棘突起間의 外方, 肩甲骨上角의 骨際

神　　經：H₄13과 같음

適　應　症：어깨가 결림, 頭痛, 頸部痛, 頭重

H₄15 （肩中兪）

大體的 部位：第 7 頸椎와 第 1 胸椎의 棘突起間의 外方 約 2 橫指

正確한 部位：위와 같음

神　　經：H₄14와 같음

適　應　症：H₄14와 같음

H₄16 （大椎）＝H₆19＝F₄58＝F₅28＝HM20

大體的 部位：第 7 頸椎棘突起直下部

正確한 部位：위와 같음

神　　經：胸神經後枝가 皮神經으로서 分布

適　應　症：어깨가 결림, 扁桃炎, 頭痛, 上肢痛, 精神病

H₄17

大體的 部位
正確한 部位
神　　經
適　應　症
東洋醫學의 經絡圖에는 記錄이 없음

H₄18 （天窓）

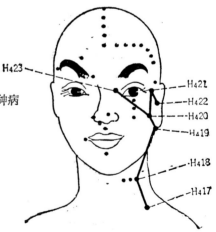

圖 72　H₄ 良導絡

大體的 部位：側頸部의 中央

正確한 部位：胸鎖乳突筋 中央後緣

神　　經：大耳介神經이 皮神經으로서 分布

適　應　症：耳鳴, 側頸部痛, 側頭痛

H₄19 (天容)

大體的 部位：耳下腺部

正確한 部位：耳下腺部로서 胸鎖乳突筋의 前緣

神　　經：H₄18과 같음

適　應　症：頸項部의 腫物, 耳下腺炎, 中耳炎, 喉頭炎, 呼吸困難

H₄20 (顴髎) ＝H₅28＝F₅49

大體的 部位：頰骨突起直下의 陷凹部로서 外眼角 垂直線上

正確한 部位：위와 같음.

神　　經：三叉神經 第2枝가 皮膚神經으로서 分布

適　應　症：顏面神經麻痺, 三叉神經痛, 鼻炎

H₄21 (瞳子髎) ＝H₅31＝F₅50

大體的 部位：外眼角部

正確한 部位：外眼角部에서 約 5mm 外方

神　　經：H₄20과 같음

適　應　症：眼疾患(色盲, 視力減退, 結膜炎, 角膜炎)

H₄22 (聽宮)

大體的 部位：耳前 中央部

正確한 部位：耳珠의 前中央

神　　經：三叉神經 第3枝가 皮神經으로서 分布

適　應　症：耳疾患(中耳炎, 難聽, 耳鳴)

H₄23 (晴明) ＝H₅27＝F₄75＝F₅39＝F₆53

大體的 部位：內眼角部

正確한 部位：內眼角部에서 2～3mm 中央

神　　經：三叉神經 第1枝가 皮神經으로서 分布

適　應　症：眼疾患, 鼻疾患

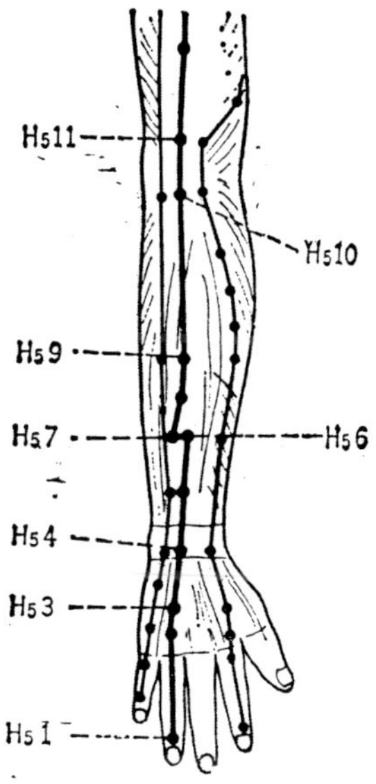

図 73. H₅ 良導絡

E. H₅ 良 導 絡

良導絡의 走行은 다음과 같다. H₅ 良導絡은 淋巴管에 關係가 있는 것으로 생각되고 있다.

藥指背側末端→上肢伸側中央을 上行→어깨→鎖骨窩→귀 및 눈섭의 外

68

端部

H₅1 (關衝)

大體的 部位：藥指背側末端部

正確한 部位：藥指背側으로 爪根部에서 2mm 尺側

神　　　經：尺骨神經이 皮神經으로서 分布

適　應　症：頭痛，眩氣症，藥指의 知覺異常

H₅2 (液門)

大體的 部位：第4中手指節關節部의 背側

正確한 部位：藥指背側으로서 基節骨中樞端의 尺側

神　　　經：H₅1과 같음

適　應　症：刺戟의 잘못을 돌이킨다. 眩氣症, 耳鳴

H₅3 (中渚)

大體的 部位：손등(手背)이며，第4中手骨末梢 1/4部

正確한 部位：손등의 第4中手骨末梢 1/4部인데 第 4, 第 5 中手骨 사이

神　　　經：H₅1과 같음

適　應　症：H₅2와 같음

H₅4 (陽池)

大體的 部位：手關節背側의 中央

正確한 部位：橈骨手根關節背側 中央部로서 總背伸筋腱과 小指伸筋腱과의 사이

神　　　經：尺骨神經이 皮神經으로서 分布

適　應　症：手關節炎，各慢性疾患의 治癒力 增强의 目的으로 使用

H₅5 (外關)

大體的 部位：H₅ 良導絡上, 前腕伸側의 아래 1/8部

正確한 部位：前腕伸側下 1/8部이며 橈骨과 尺骨의 사이(即 總指伸筋腱의 尺側)

神　　　經：後前腕皮神經이 分布

適　應　症：手關節炎，橈骨神經麻痺，耳鳴

H₅6 (支溝)

大體的 部位：H₅ 良導絡上이며，前腕伸側下 1/4部

正確한 部位：前腕伸側下 1/4部, 橈骨과 尺骨과의 사이

神　　　經：H₅5와 같음

適　應　症：惡寒, 嘔吐, 發熱

H₅7 (會宗)

大體的 部位：H₅6의 높이이며 H₅6 보다 약간 尺側

正確한 部位：前腕伸側下方 1/4部이며，小指伸筋과 尺側手根伸筋의 사이

神　　　經：尺骨神經이 皮神經으로서 分布

適　應　症：中耳炎, 瘰疬, 難聽, 虫垂炎

H₅8 (三陽絡)

大體的 部位：前腕伸側 中央에서 1cm 아래

正確한 部位：前腕伸側 中央에서 1橫指 아래이며 小指伸筋腱과 總指伸筋腱과의 사이

神　　　經：後前腕皮神經이 分布

適　應　症：腕神經痛, 齒痛, 半身不隨

H₅9 (四瀆)

大體的 部位：前腕伸側中央部

正確한 部位：前腕伸側中央, 小指伸筋과 總指伸筋의 사이

神　　　經：後前腕神經이 分布

適　應　症：五十肩, 耳鳴

H₅10 (天井)

大體的 部位：肘關節 背側, 肘頭에서 約 1橫指上

正確한 部位：上腕三頭筋腱上이며, 肘頭에서 1.5cm 上部

神　　　經：後上腕皮神經이 分布

適　應　症：肘關節炎 五十肩, 氣管支炎, 下半身의 戟激의 過誤를 돌이킨다.

H₅11 (清冷淵)

大體的 部位：上腕伸側이며, 肘頭에서 約 2橫指上

正確한 部位：上同

神　　　經：H₅10과 같음

適　應　症：H₅10과 같음

H₅12 (消濼)

大體的 部位：上腕伸側의 中央

正確한 部位：上腕伸側 中央線上이며, 上腕의 中央部

神　　　經：後上腕皮神經이 分布

適　應　症：頭痛, 關節로이마티스, 上腕神經痛

H₅13 (臑會)

大體的 部位：上腕伸側上 1/4部, 三角筋의 後緣

正確한 部位：위와 같음

神　　　經：H₅12와 같음

適　應　症：H₅12와 같음

H₅14 (肩髎)

大體的 部位：肩關節의 後側이며, 肩峰角의 外端直下部

正確한 部位：위와 같음

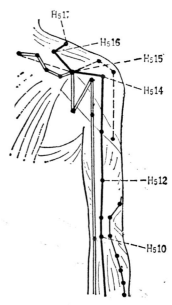

圖 74　H₅ 良導絡

神　　　經：鎖骨上神經이 皮神經으로서 分布

適　應　症：肩關節炎, 肩關節周圍炎(五十肩), 頸腕神經痛(H₅14는 肩關節治療點)

H₅15 (秉風)＝H₄12＝H₆18

H₄12의 項 參照

H₅16 (天髎)

大體的 部位：肩甲上部이며 肩甲骨上角의 윗쪽

正確한 部位：위와 같음

神　　　經：鎖骨上神經이 皮神經으로서 分布

適　應　症：어깨가 결린다. 高血壓症, 頸項部 痛

H₅17 (肩井)

大體的 部位：肩甲骨의 上部, 肩甲骨과 鎖骨上窩과의 사이 即, 어깨의 稜線의 中央部

正確한 部位：위와 같음

神　　　經：H₅16과 같음

適　應　症：어깨가 결림, 鞭打症, 얼굴, 머리, 頸部의 여러 疾患

H₅18 (欠盆)＝H₆20＝F₅25＝F₆35

大體的 部位：鎖骨上窩이며 乳頭腺上

正確한 部位：위와 같음

神　　　經：H₅16과 같음

適　應　症：上肢痲痺, 上腕神經痛, 喘息

H₅19 (天牖)

大體的 部位：乳樣突起의 後下方이며, 胸鎖乳突筋付着部의 後緣

正確한 部位：위와 같음

神　　　經：小後頭神經이 皮神經으로서 分布

適　應　症：難聽, 耳鳴, 頭痛, 中耳炎

H₅20 (翳風)

大體的 部位：耳垂의 後下部

正確한 部位：위와 같음

神　　　經：大耳介神經이 皮神經으로서 分布

適　應　症：難聽, 耳疾患, 頭痛, 顔面神經痲痺

H₅21 (瘈脈)

大體的 部位：耳介中央 後部

正確한 部位：耳介後部이며 乳樣突起의 中央

神　　　經：H₅20과 같음

適　應　症：H₅20과 같음

H₅22 (顱息)

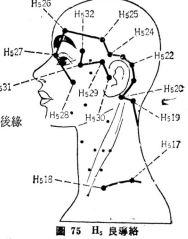

圖 75　H₅ 良導絡

大體的 部位：側頭部이며 耳介後上部

正確한 部位：위와 같음

神　　　經：$H_5$20과 같음

適　應　症：$H_5$20과 같음

$H_5$23 (角孫)＝$H_6$28

大體的 部位：側頭部이며, 耳介付着의 直上部

正確한 部位：위와 같음

神　　　經：小後頭神經이 皮神經으로서 分布

適　應　症：耳疾患, 眼疾患

$H_5$24 (懸釐)

大體的 部位：側頭部이며 耳介上緣에서 約 2cm 前方

正確한 部位：위와 같음

神　　　經：三叉神經第3枝가 皮神經으로서 分布.

適　應　症：眼疾患, 顔面神經痲痺, 三叉神經痛

$H_5$25 (頷厭)

大體的 部位：側頭部이며 額角髮의 下方

正確한 部位：위와 같음

神　　　經：$H_5$24와 같음

適　應　症：$H_5$24와 같음

$H_5$26 (陽白)

大體的 部位：眉中央에서 約 1橫指上

正確한 部位：위와 같음

神　　　經：三叉神經第1枝가 皮神經으로서 分布

適　應　症：眼疾患, 顔面神經痲痺

$H_5$27 (睛明)＝$H_4$23＝$F_4$75＝$F_5$39＝$F_6$53

大體的 部位：內眼角部

正確한 部位：內眼角과 鼻根과의 사이

神　　　經：$H_5$26과 같음

適　應　症：眼疾患, 鼻疾患

$H_5$28 (顴髎)＝$H_4$28＝$F_5$49

大體的 部位：頰骨弓의 直下이며 外眼角을 通하는 垂直線上

正確한 部位：위와 같음

神　　　經：三叉神經第2枝가 皮神經으로서 分布

適　應　症：顔面神經痲痺, 三叉神經痛

$H_5$29 (耳門)

大體的 部位：側頭部이며, 頰骨의 直上, 耳輪起始部의 앞

正確한 部位：위와 같음

神　　　經：三叉神經第3枝가 皮神經으로서 分布

適　應　症：顏面神經痲痺, 三叉神經痛, 耳疾患, 眼疾患(色盲等)

$H_5 30$ (和髎)

大體的 部位：耳珠의 前方

正確한 部位：上行性耳輪의 直前

神　　　經：$H_5 29$와 같음

適　應　症：耳疾患, 眼疾患, 顏面神經痲痺

$H_5 31$ (瞳子髎)＝$H_4 21$＝$F_5 50$

$H_4 21$의 項 參照

$H_5 32$ (絲竹空)＝$F_5 47$

大體的 部位：眉毛의 外端部

正確한 部位：前頭骨眉弓의 外端部

神　　　經：三叉神經第1枝가 皮神經으로서 分布

適　應　症：眼疾患, 顏面神經痲痺, 三叉神經痛

F. H_6 良 導 絡

H_6 良導絡의 走行은 다음과 같다. H_6 良導絡은 大腸에 關係가 있는 것으로 생각되고 있다.

人指의 背側末端→上肢의 伸側, 外側을 上行→어깨→第7頸椎
棘突起下部→鎖骨上窩→頤部→反對側의 口角→人中(H_6 良導絡起始
側의), 귀(耳)

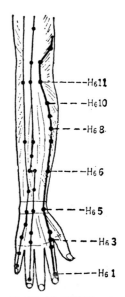

$H_6 1$ (商陽)

大體的 部位：人指背側末端部

正確한 部位：人指背側이며, 爪部에서 2mm 橈側

神　　　經：橈骨神經이 皮神經으로서 分布

適　應　症：人指의 知覺異常(저림, 疼痛, 鈍痲等), 耳鳴, 難聽,
　　　　　　　경련

$H_6 2$ (二間)

大體的 部位：第2中手指節關節의 背側

正確한 部位：人指背側이며, 基節骨中樞端部의 橈側

神　　　經：$H_6 1$과 같음

適　應　症：扁桃炎, 齒痛

圖 76　H_6 良導絡

$H_6 3$ (三間)

大體的 部位：손등이며, 第2中手骨末梢端의 橈側

正確한 部位：위와 같음

神　　經：H₆1과 같음

適　應　症：H₆2와 같음

H₆4 (合谷)

大體的 部位：손등이며. 第1 및 第2 中手骨 中樞端 사이

正確한 部位：위와 같음

神　　經：橈骨神經이 皮神經으로서 分布

適　應　症：頭痛, 痔, 疔(面疔에 效果가 있다)

H₆5 (陽谿)

大體的 部位：手關節의 背側, 橈側部

正確한 部位：橈骨手根關節背側이며, 長拇指伸筋腱과 短拇指伸筋腱과의 사이의 陷凹部

神　　經：H₆4와 같음

適　應　症：手關節炎, 頭痛, 耳鳴

H₆6 (偏歷)

大體的 部位：H₆ 良導絡上이며, 前腕伸側下 1/4部,

正確한 部位：前腕伸側의 아래 1/4部, 長拇指外轉筋中

神　　經：外側前腕皮神經이 分布

適　應　症：腱鞘炎(橈骨莖狀突起痛), 鼻出血, 耳鳴

H₆7 (温溜)

大體的 部位：H₆ 良導絡上이며, 前腕伸側의 中央

正確한 部位：前腕伸側, 橈側의 中央이며, 長橈側手根伸筋腱과 短橈側手根伸筋腱과의 사이

神　　經：外側前腕皮神經이 分布

適　應　症：下齒痛, 口內炎

H₆8 (下廉)

大體的 部位：前腕伸側, 橈側이며 H₆7과 H₆9와의 中間部

正確한 部位：위와 같음

神　　經：H₆7과 같음

適　應　症：橈骨神經痛, 瘋痺, 喘息

H₆9 (上廉)

大體的 部位：H₆ 良導絡上이며, 前腕伸側의 위 1/3部

正確한 部位：前腕伸側, 橈側이며 1/3部

神　　經：H₆8과 같음

適　應　症：H₆8과 같음

H₆10 (손의 三里)

大體的 部位：前腕伸側, 橈側의 위 約 1/4部

正確한 部位：위와 같음

神　　經：H₆7과 같음

適　應　症：頭痛, 眩氣症, 腦充血, 齒痛, 어깨가 결림, 半身不隨, 面疔, 顔面神經痲痺

（備　考）

손의 三里는 발의 三里(H₆9)와 함께 어깨, 목, 얼굴 四肢의 疾患에 使用된다.

H₆11 (曲池)

大體的 部位：肘關節의 伸側, 外側部

正確한 部位：上腕骨外側上顆에서 1cm 外側部, 即 腕橈骨筋의 起始部

神　　經：下外側上腕 皮神經이 分布

適　應　症：肘關節炎, 橈骨神經痛, 痲痺, 皮膚病, 眼疾患

H₆12 (肘髎)

大體的 部位：上腕骨外側上顆의 바로 위

正確한 部位：위와 같음

神　　經：外側上腕皮神經이 分布

適　應　症：H₆11과 같음

H₆13 (五里)

大體的 部位：上腕伸側, 外側의 아래 1/4部이며, 上腕三頭筋의 外緣

正確한 部位：위와 같음

神　　經：H₆12와 같음

適　應　症：H₆12와 같음

H₆14 (臂臑)

大體的 部位：肩關節에서 約 3橫指前下이며, 三角筋의 前緣

正確한 部位：위와 같음

神　　經：外側上腕 皮神經이 分布

適　應　症：上腕神經痛, 五十肩, 頭痛

H₆15 (臑會)＝H₅13

大體的 部位：上腕伸側의 위 1/4部이며, 三角筋의 後緣

正確한 部位：위와 같음

神　　經：後上腕 皮神經이 分布

適　應　症：五十肩, 上腕神經痛

H₆16 (肩髃)

大體的 部位：肩關節이며 鎖骨의 外端 下部, 即 三角筋上緣의 거의 中央

正確한 部位：위와 같음

神　　經：鎖骨上神經이 皮神經으로서 分布

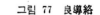

그림 77　良導絡

適　應　症：肩關節炎, 皮膚病, 上肢痲痺 (H₆16은 肩關節의 治療點)

H₆17 (巨骨)

大體的 部位：肩鎖關節部

正確한 部位：鎖骨外端과 肩峰과의 사이

神　　　經：鎖骨上神經이 皮神經으로서 分布

適　應　症：H₆16과 같음

H₆18 (秉風)＝H₄12＝H₅15

H₄12의 項 參照

H₆19 (大椎)＝H₄16＝F₄58＝HM20

H₄16의 項 參照

H₆20 (缺盆)＝H₅18＝F₅27＝F₆35

H₃18의 項 參照

H₆21 (天鼎)

大體的 部位：側頸部이며, 胸鎖乳突筋의 아래 1/4部의 後緣

正確한 部位：위와 같음

神　　　經：鎖骨上神經이 皮神經으로서 分布

適　應　症：扁桃炎, 上肢瘋痺

H₆22 (扶突)

大體的 部位‥側頸部이며, 胸鎖乳突筋 中央部

正確한 部位：위와 같음

神　　　經：위와 같음

適　應　症：H₆21과 같음

H₆23 (承漿)

大體的 部位：頤部로서 頤唇溝의 中央部

正確한 部位：口輪筋의 下緣

神　　　經：三叉第3枝가 皮神經으로서 分布

適　應　症：顏面神經痲痺, 下齒痛, 言語障害

H₆24 (地倉)

大體的 部位：口角의 外方 2～3mm의 部

正確한 部位：위와 같음

神　　　經：三叉神經第2, 第3枝가 皮神經으로서 分布

適　應　症：口角糜爛, 顏面神經痲痺, 三叉神經痛

H₆25 (水溝)＝VM24

大體的 部位：鼻中隔의 바로 아래이며, 人中 中央部

正確한 部位：위와 같음

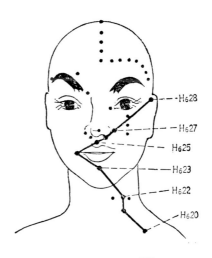

図 78. H₆ 良導絡

神　　　經：三叉神經第 2枝가 皮神經으로서 分布

適　應　症：鼻疾患，顔面神經痲痺，三叉神經痛

H₆26 (禾髎)

大體的 部位：鼻孔의 直下部

正確한 部位：위와 같음

神　　　經：H₆25와 같음

適　應　症：H₆25와 같음

H₆27 (迎香)

大體的 部位：鼻翼의 外側付着部

正確한 部位：위와 같음

神　　　經：H₆25와 같음

適　應　症：H₆25와 같음

H₆28(角孫)＝H₅23(H₅23의 項 參照)

G. F₁ 良 導 絡

F₁ 良導絡의 走行은 다음과 같다. F₁良導絡은 脾, 膵, 胃와 關係가 있는 것으로 생각되고있다

발의 第1指 指背內側→下肢內側을 上行→鼠徑靭帶中央→腹部에서 乳

頭線上을 上行→胸部는 乳頭線 2橫指外側을 上行→前胸壁의 外上部

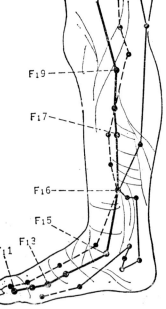

図 79. F₁ 良導絡

F₁1 (隱白)

大體的 部位：발의 第1指(拇指) 爪根部의 內側

正確한 部位：第1指內側爪根部의 모서리에서 3~4mm內側

神　　　經：內側足背神經이 皮神經으로서 分布

適　應　症：第1指의 知覺異常(적림, 疼痛, 鈍麻), 下肢疾患
　　　　　　　下腹膨滿，急性胃炎，月經不順，失神

F₁2 (太都)

大體的 部位：第1指의 基節骨 近位端內側

正確한 部位：위와 같음

神　　　經：F₁1과 같음

適　應　症：胃痙攣，全身倦怠，糖尿病，小兒경기，各種 腰痛症

F₁3 (太白)

大體的 部位：발등이며, 第1中足骨의 遠位端部

正確한 部位：第1中足指節關節에서 約 1.5cm 中樞쪽의 內側部

神　　　經：F₁1과 같음

適　應　症：F₁2와 같음

F₁4 (公孫)

大體的 部位：第1中足骨의 近位端 內側

正確한 部位：第1足根中足關節內側

神　　　經：伏在神經이 皮神經으로서 分布

適　應　症：食慾不振，嘔吐，下腹部疝痛，癲癇，頭痛

F₁5 (商丘)

大體的 部位：內果의 前下方

正確한 部位：足關節部이며, 內果의 前下方, 前脛骨筋의 內側

神　　　經：F₁4와 같음

適　應　症：F₁4와 같음

F₁6 (三陰交)＝F₂5＝F₃9

大體的 部位：下腿內側이며, 內果의 위, 約 3橫指의 脛骨後緣部

正確한 部位：위와 같음

神　　　經：伏在神經이 皮神經으로서 分布

適　應　症：婦人病(月經不順, 月經痛, 下腹痛)，冷感症，生殖器病，胃炎，肝炎

　(備　考)

F₁6은 婦人病의 特效治療點으로서 使用된다.

F₁7 (漏谷)

大體的 部位：下腿內側의 中央部

正確한 部位：下腿內側의 中央에서 約 1橫指의 下方이며 脛骨後緣과 平目筋內緣과의 사이

神　　　經：F₁6과 같음

適　應　症：F₁6과 같음

F₁8 (地機)

大體的 部位：下腿內側의 中央에서 約 1橫指上

正確한 部位：下腿內側의 中央에서 約 1橫指上이며 脛骨後緣과 平目筋內緣과의 사이

神　　　經：F₁6과 같음

適　應　症：急性胃腸카타루，消化不良，子宮充血

　(備　考)

F₁8은 急性消化器疾患에 效力이 있다.

F₁9 (陰陵泉)

大體的 部位：下腿內側의 위 1/4部

正確한 部位：下腿內側이며 脛骨內側顆의 下部의 內緣 陷凹部

神　　　經：F₁6와 같음.

適　應　症：膝關節炎，腰痛症，尿閉，婦人病

F₁10 (血海)

大體的 部位：膝蓋骨 內側緣과 鼠徑靱帶 中央部를 連結하는 線上이며, 아래로 1/3部

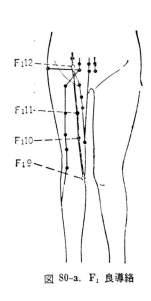

図 80-a. F₁ 良導絡

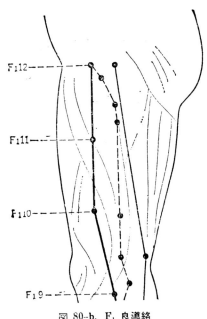

図 80-b. F₁ 良導絡

正確한 部位:大腿의 前內側部이며, 膝蓋骨內上角에서 約 6cm 上方, 即 內側廣筋의 中央部

神　　　經:大腿神經이 皮神經으로서 分布.

適　應　症:月經寡少, 更年期障害, 婦人病

$F_{1}11$ (箕門)

大體的 部位:大腿前內側의 中央이며, 大腿直筋과
縫工筋과의 交叉部

正確한 部位:위와 같음

神　　　經:$F_{1}10$과 같음

適　應　症:尿閉, 腹水, 레이노病, 下肢神經痛

$F_{1}12$ (衝門)

大體的 部位:鼠徑靭帶 中央部의 바로 위

正確한 部位:鼠徑靭帶의 中央 直上部이며, 大腿
動脈의 博動에 接觸하는 곳

神　　　經:腸骨鼠徑神經이 皮神經으로서 分布

適　應　症:下腹部冷感症, 胃痙攣, 鼓腸, 腹水,
鼠徑헤르니아

$F_{1}13$ (府舍)

大體的 部位:$F_{1}12$에서 約 1橫指 위

正確한 部位:위와 같음

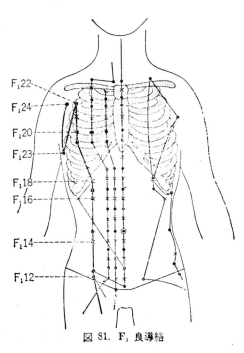

図 81. F₁ 良導絡

神　　　經：$F_1$12와 같음

適　應　症：$F_1$12와 같음

$F_1$14 (腹結)

大體的 部位：鼠徑靭帶 中央部를 通하는 垂直線과 배꼽을 通하는 水平線과의 交點에서 約 1橫指 아래

正確한 部位：乳頭線上의 外腹斜筋部와 臍水平線의 交點에서 約 1橫指 아래

神　　　經：肋間神經, 腸骨下腹神經이 皮神經으로서 分布

適　應　症：腹水, 腹膜炎, 腎臟炎, 便秘, 虫垂炎

$F_1$15 (大橫)

大體的 部位：乳頭線과 배꼽을 通하는 水平線과의 交點

正確한 部位：배꼽의 兩側 約 10cm의 部位

神　　　經：$F_1$14와 같음

適　應　症：$F_1$14와 같음

$F_1$16 (腹哀)

大體的 部位：乳頭線上이며, 上腹部 正中線의 위 5/8의 높이

正確한 部位：乳頭線上이며, 第9肋軟骨 付着部의 下際 2橫指의 部位

神　　　經：肋間神經이 皮神經으로서 分布

適　應　症：肝臟肥大, 胃痙攣, 消化不良

$F_1$17 (日月)

大體的 部位：第9肋軟骨 付着部의 아래 約 1橫指의 部位.

正確한 部位：위와 같음

神　　　經：$F_1$16과 같음

適　應　症：肝疾患, 胆囊疾患, 十二指腸疾患, 胃痙攣, 胸膜炎, 橫隔膜痙攣

$F_1$18 (期門)＝$F_2$20

大體的 部位：乳頭線上이며, 第9肋軟骨付着部 아래

正確한 部位：위와 같음

神　　　經：$F_1$16과 같음

適　應　症：$F_1$17과 같음

$F_1$19 (食竇)

大體的 部位：側胸部의 第5肋間이며 乳頭線의 外方2橫指의 部位

正確한 部位：위와 같음

神　　　經：肋間神經이 皮神經으로서 分布

適　應　症：肋間神經痛, 胸膜炎, 肺炎, 乳線炎

$F_1$20 (天谿)

大體的 部位：側胸部의 第4肋間이며 乳頭線의 外方 2橫指의 部位

正確한 部位 : 위와 같음

神　　　經 : 肋間神經이 皮神經으로서 分布

適　應　症 : $F_1$19와 같음

$F_1$21 (胸鄕)

大體的 部位 : 側胸部의 第3肋間이며 乳頭線의 外方 2橫指의 部位

正確한 部位 : 위와 같음

神　　　經 : F.19와 같음

適　應　症 : F.19와 같음

$F_1$22 (周榮)

大體的 部位 : 第2肋間이며, 前胸壁의 外端

正確한 部位 : 위와 같음

神　　　經 : 肋間神經이 皮神經으로서 分布

適　應　症 : 肺炎, 喘息, 胸膜炎, 氣管支炎

$F_1$23 (大包)

大體的 部位 : 側胸部이며, 腋窩 바로 아래, 第6肋間部

正確한 部位 : 위와 같음

神　　　經 : $F_1$22와 같음

適　應　症 : $F_1$22와 같음

$F_1$24 (中府) = $H_1$12

$H_1$12의 項 參照

H. F_2 良 導 絡

F_2 良導絡의 走行은 다음과 같다. F_2 良導絡은 肝臟에 關係가 있는 것으로 생각되고 있다.

발의 第1指 指背外側→下腿의 內側이며, F_1 良導絡의 前方을 上行→大腿의 內側이며 F_1 良導絡의 後方을 上行→鼠徑靭帶中央(F_1 良導絡과 合同한다)→鼠徑靭帶中央의 1 橫指 上部에서 F_1 良導絡과 分離되어→恥骨軟骨 接合部→下腹部正中線上을 下腹 中央部까지 上行.(VM 良導絡과 一致)→側腹部(第11肋軟骨前端 下際)→乳頭線의 第9肋軟骨付着部→頭頂部

$F_2$1 (大敦)

大體的 部位 : 발의 第1指(拇指)의 外側 爪根部에서 2～3mm 中樞部位

正確한 部位 : 위와 같음

神　　　經 : 深腓骨神經이 皮神經으로서 分布

適　應　症 : 痙攣性疾患, 便秘, 尿道炎, 睾丸炎, 子宮出血, 失神

$F_2$2 (行間)

大體的 部位 : 足背이며, 第1中足指節關節의 前外側

正確한 部位 : 발의 拇指基節骨의 外側이며, 第1中足指關節의 약간 앞쪽

神　　　經 : $F_2 1$과 같음

適　應　症 : $F_2 1$과 같음

$F_2 3$ (太衝)

大體的 部位 : 발등(足背)이며,　第 1,　第 2 中足骨
　　　　　　　後端의 사이

正確한 部位 : 발등이며, 第1中足骨의 近位端 外側部

神　　　經 : 深腓骨神經이 皮神經으로서 分布

適　應　症 : 肝疾患, 腰痛症, 子宮出血

$F_2 4$ (中封)

大體的 部位 : 足關節의 前內側이며, 內果의 앞

正確한 部位 : 足關節部이며, 內果의 앞. 前脛骨筋
　　　　　　　腱의 內側陷凹部

神　　　經 : 伏在神經이 皮神經으로서 分布

適　應　症 : 腰痛症, 全身痲痺, 四肢冷感症

$F_2 5$ (三陰交) $= F_1 6 = F_3 9$

$F_1 6$의 項 參照

$F_2 6$ (蠡溝)

大體的 部位 : 脛骨內側面의 中央에서 約 2橫指 아래

正確한 部位 : 脛骨內側面의 陷凹部이며, 中央에서 2橫指 아래

神　　　經 : 伏存神經이 皮神經으로서 分布

適　應　症 : 睾丸炎, 月經不順, 下肢痲痺, 尿閉

$F_2 7$ (中都)

大體的 部位 : 脛骨內側面의 中央

正確한 部位 : 脛骨內側面의 中央 陷凹部

神　　　經 : $F_2 6$과 같음

適　應　症 : $F_2 6$과 같음

$F_2 8$ (膝關)

大體的 部位 : 膝關節內側이며, 脛骨內側顆의 下緣

正確한 部位 : 脛骨內側顆의 下緣이며 半腱樣筋腱의 後緣部

神　　　經 : 大腿神經이 皮神經으로서 分布

適　應　症 : 膝關節炎

$F_2 9$ (曲泉)

大體的 部位 : 膝關節의 內側 中央

正確한 部位 : 膝關節의 內側 中央에서 약간 後側이며 半腱
　　　　　　　樣筋腱과 縫工筋腱과의 사이

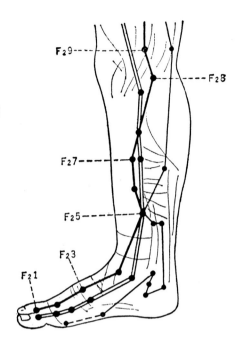

図 82. F_2 良導絡

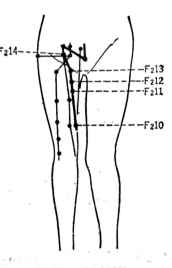

図 83-a F_2 良導絡

神　　經：F₂8과 같음

適　應　症：膝關節炎, 尿閉, 子宮脫, 陰囊水腫, 尿道炎,
　　　　　　　虫垂炎

F₂10 (陰包)

大體的 部位：大腿內側의 아래 1/4部

正確한 部位：大腿內側의 아래 約 1/4部이며, 縫工筋과 薄筋
　　　　　　　과의 사이

神　　經：大腿神經이 皮神經으로서 分布

適　應　症：膝關節炎, 婦人病, 下腹部冷感症

F₂11 (澤田流五里)

大體的 部位：大腿內側의 위 1/4部에서 約 2橫指아래

正確한 部位：위와 같음

神　　經：F₂10과 같음

適　應　症：肺炎, 咳嗽, 로이마티스, 坐骨神經痛, 半身
　　　　　　　不隨

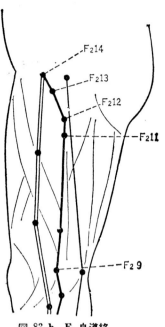

図 83-b. **F₂ 良導絡**

F₂12 (五里)

大體的 部位：大腿內側의 위 1/4部

正確한 部位：大腿內側의 위 約 1/4部인데 縫工筋과 長內
　　　　　　　轉筋 및 恥骨筋의 交叉部

神　　經：F₂11과 같음

適　應　症：F₂11과 같음

F₂13 (陰廉)

大體的 部位：鼠徑靱帶內側에서 1/4 2橫指 아래

正確한 部位：大腿 內側의 上部이며, 長內轉筋과
　　　　　　　縫工筋의 사이

神　　經：大腿神經이 皮神經으로서 分布

適　應　症：F₂11과 같음

F₂14 (衝門) ＝F₁12

　F₁12의 項 參照

F₂15 (府舍) ＝F₁13

　F₁13의 項 參照

　F₂16 (曲骨) ＝VM1

大體的 部位：下腹正中線上이며, 恥骨軟骨接合部의 上際

正確한 部位：위와 같음

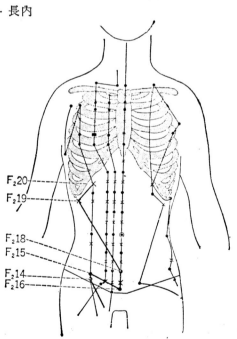

図 84. **F₂ 良導絡**

神　　　經：腸骨鼠徑神經이 皮神經으로서 分布

適　應　症：膀胱疾患, 子宮疾患, 生殖器疾患

F₂17 (中極) VM2

大體的 部位：F₂16에서 約 2cm 上方

正確한 部位：腹部 正中線上이며, F₂16에서 約 2cm 上方

神　　　經：腸骨下腹神經이 皮神經으로서 分布

適　應　症：F₂16과 같음

F₂18 (關元)＝VM3

大體的 部位：腹部 正中線上이며 下腹의 中央

正確한 部位：위와 같음

神　　　經：F₂17과 같음

適　應　症：下腹部腸疾患(消化不良, 腸炎), 下腹部冷感症, 婦人科疾患, 腎臟疾患, 睾丸炎,
　　　　　　攝護腺炎

F₂19 (章門)

大體的 部位：第11肋骨 前端의 下際

正確한 部位：위와 같음

神　　　經：肋間神經이 皮神經으로서 分布

適　應　症：肝疾患, 腹水, 腹膜炎, 消化不良, 胸膜炎

F₂20 (期門)＝F₁18

F₁18의 項 參照

F₂21 (百會)＝F₄65＝VM30＝HM26

大體的 部位：頭頂部의 中央

正確한 部位：위와 같음

神　　　經：大後頭神經이 皮神經으로서 分布

適　應　症：頭痛, 高血壓症, 腦充血, 노이로제, 癲癇,
　　　　　　脫肛. 痔疾患

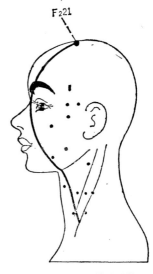

그림 85 F₂良導絡

I. F₃ 良 導 絡

F₃良導絡의 走行은 다음과 같다.

F₃良導絡은 腎臟과 副腎에 關係가 있는 것으로 생각되고 있다. 足底部의 中央→발의 內果 後側→下腿·大腿의 內後側→恥骨軟骨接合 中央部에서 約 1.5cm 橫→腹部 正中線에서 約 1.5cm옆을 上腹 1/4部까지 上行→胸骨外側 2 橫指의 部位를 上行→鎖骨直下部

F₃1 (湧泉)

大體的 部位：足底部의 中央에서 약간 前方의 陷凹部

84

正確한 部位 : 위와 같음

神　　　經 : 內側足底神經이 皮神經으로 分布

適　應　症 : 浮腫, 腹水, 腎臟炎, 心臟衰弱, 心悸亢進, 婦人科
　　　　　　疾患, 精神病

F₃2 (然谷)

大體的 部位 : 足底部의 中央이며, 內側에서의 陷凹部

正確한 部位 : 足底部이며 舟狀骨과 第1楔狀骨의 關節의 下際

神　　　經 : 內側足底神經이 皮神經으로서 分布

適　應　症 : 中耳炎, 膀胱炎, 月經不順, 盜汗

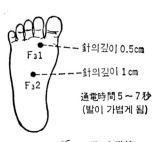

図 86-a. F₃良導絡

F₃3 (太谿)

大體的 部位 : 발의 內果의 後側이며 後脛 骨動脈 博動部

正確한 部位 : 위와 같음

神　　　經 : 伏左神經이 皮神經으로서 分布

適　應　症 : 四肢冷感症, 레이노病, 胃臟炎, 喘息, 咳嗽, 扁桃炎

F₃4 (大鐘)

大體的 部位 : 발의 內果의 後下緣部

正確한 部位 : 위와 같음

神　　　經 : F₃3과 같음

適　應　症 : 心悸亢進, 心臟衰弱, 히스테리

F₃5 (照海)

大體的 部位 : 발의 內果의 바로 밑 約 1橫指의 部位

正確한 部位 : 위와 같음

神　　　經 : F₃3와 같음

適　應　症 : 婦人科疾患, 足關節炎, 四肢倦怠, 히스테리

F₃6 (水泉)

大體的 部位 : 발의 內果의 後下方이며, 踵骨內側粗面의 陷凹部

正確한 部位 : 위와 같음

神　　　經 : 伏在神經이 皮神經으로서 分布

適　應　症 : F₃5와 같음

F₃7 (復溜)

大體的 部位 : 下腿內後側이며 下腿의 아래 1/4보다
　　　　　　약간 아래

正確한 部位 : 內果下緣에서 4橫指 위이며, 脛骨 後
　　　　　　緣과 아키레스腱과의 사이

神　　　經 : 伏在神經이 皮神經으로서 分布

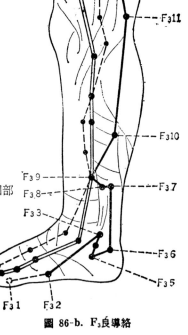

圖 86-b. F₃良導絡

適 應 症：性慾減退, 全身衰弱, 心臟疾患, 四肢의 冷感症

（備　考）

$F_3$7을 刺激하면 副腎皮質홀몬의 分泌가 促進된다고 한다.

$F_3$8 (交信)

大體的 部位：$F_3$7의 바로 앞 1cm의 部位

正確한 部位：위와 같음

神　　經：$F_3$7과 같음

適 應 症：$F_3$7과 같음

$F_3$9 (三陰交)＝$F_1$6＝$F_2$5

$F_1$6의 項 參照

$F_3$10 (築賓)

大體的 部位：內側 下腿中央部에서 2 橫指 下部

正確한 部位：內側下腿의 中央部에서 2橫指 下部이며 腓腹筋腱 內側과 平目筋의 사이

神　　經：$F_3$7과 같음

適 應 症：腓腹筋痛, 脚氣, 히스테리, 解毒作用을 높인다.

$F_3$11 (陰谷)

大體的 部位：膝關節의 後內側

正確한 部位：膝關節의 後內側이며, 半腱樣筋腱과
　　　　　　半膜樣筋腱과의 사이

神　　經：閉鎖神經이 皮神經으로서 分布

適 應 症：膝關節炎, 鼓膜

$F_3$12 (橫骨)

大體的 部位：恥骨軟骨接合의 上際이며, 腹直筋 付着
　　　　　　部(即 VM1의 옆)

正確한 部位：恥骨軟骨 接合 中央部의 上際쪽이며 約
　　　　　　1.5cm 옆

神　　經：腸骨鼠徑神經이 皮神經으로서 分布

適 應 症：婦人科疾患, 生殖器疾患, 膀胱疾患

$F_3$13 (大赫)

大體的 部位：VM2(下腹 正中線上이며, 下腹의 아래 1/6部)에서 1.5cm 옆

正確한 部位：위와 같음

神　　經：$F_3$12와 같음

適 應 症：$F_3$12와 같음

$F_3$14 (氣穴)

大體的 部位：VM3(下腹 正中線上이며, 下腹의 아래 2/6部)에서 1.5cm 옆

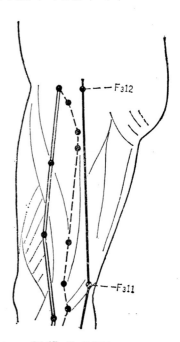

圖 87. F_3 良導絡

正確한 部位 : 위와 같음

神　　　經 : F₃12와 같음

適　應　症 : F₃12와 같음

F₃15 (四滿)

大體的 部位 : VM 4(下腹 正中線上이며, 下腹의 中
央部)에서 1.5cm 옆

正確한 部位 : 위와 같음

神　　　經 : 肋間神經이 皮神經으로서 分布

適　應　症 : 大腸카타루, 月經不順

F₃16 (中注)

大體的 部位 : VM 6(下腹正中線上이며, 下腹의 위
1/6部)에서 1.5cm 옆

正確한 部位 : 위와 같음

神　　　經 : F₃15와 같음

適　應　症 : 胃痙攣, 胃潰瘍, 胃酸過多症, 胃腸炎

F₃17 (肓兪)

大體的 部位 : VM7(臍部)에서 1.5cm 옆

正確한 部位 : 위와 같음

神　　　經 : F₃16과 같음

適　應　症 : F₃16과 같음

F₃18 (漢方에서는 名稱이 없는 治療點)

大體的 部位 : VM8(上腹 正中線上이며, 아래 1/8部)에서 1.5cm옆

正確한 部位 : 위와 같음

神　　　經 : F₃16과 같음

適　應　症 : F₃16과 같음

F₃19 (商曲)

大體的 部位 : VM9(上腹正中線上이며, 아래 2/8部)에서 1.5cm 옆

正確한 部位 : 위와 같음

神　　　經 : 肋間神經이 皮神經으로서 分布

適　應　症 : 胃疾患, 胆囊炎, 十二指腸潰瘍, 肝臟疾患

F₃20 (石關)

大體的 部位 : VM10(上腹正中線上이며, 아래 3/8部)에서 1.5cm 옆

正確한 部位 : 위와 같음

神　　　經 : 肋間神經이 分布

適　應　症 : F₃19와 같음

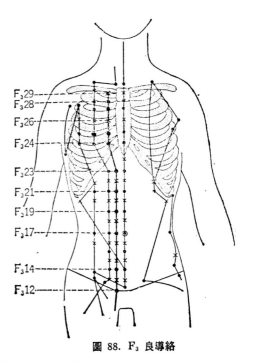

圖 88. F₃ 良導絡

F₃21 (陰都)

大體的 部位 : VM11(上腹正中線上이며 上腹部의 中央)에서 1.5cm 옆

正確한 部位 : 위와 같음

神　　　經 : F₃20과 같음

適　應　症 : 胃疾患, 肝臟疾患, 十二指腸潰瘍, 大腸疾患

F₃22 (通谷)

大體的 部位 : VM12(上腹正中線上이며, 上腹의 위 3/8部)에서 1.5cm 옆

正確한 部位 : 위와 같음

神　　　經 : 肋間神經이 皮神經으로서 分布

適　應　症‥胃疾患(嘔氣, 消化不良, 胃炎, 胃擴張), 心臟疾患

F₃23 (幽門)

大體的 部位 : VM13(上腹正中線上이며, 上腹의 위 2/8部)에서 1.5cm 옆

正確한 部位 : 위와 같음

神　　　經 : F₃22와 같음

適　應　症 : F₃22와 같음

F₃24 (步廊)

大體的 部位 : 胸骨緣의 外側 2橫指(即, 胸骨正中線과 乳頭線과의 中間)이며, 第 5肋間의 部位

正確한 部位 : 위와 같음

神　　　經 : 肋間神經이 皮神經으로서 分布

適　應　症 : 胃酸過多症, 乳腺炎, 心臟病, 鼻孔閉塞

F₃25 (神封)

大體的 部位 : 胸骨緣의 外側 2橫指이며, 第4肋間의 部位(即 VM16과 같은 높이)

正確한 部位 : 위와 같음

神　　　經 : F₃24와 같음

適　應　症 : 心臟疾患, 乳腺炎

F₃26 (靈墟)

大體的 部位 : 胸骨緣의 外側 2橫指이며, 第 3肋間의 部位(即 VM17과 같은 높이)

正確한 部位 : 위와 같음

神　　　經 : F₃25와 같음

適　應　症 : F₃25와 같음

F₃27 (神藏)

大體的 部位 : 胸骨緣의 外側 2橫指이며 第 2肋間의 部位(即 VM18과 같은 높이)

正確한 位置 : 위와 같음

神　　　經 : F₃24와 같음

適　應　症 : 心臟疾患, 氣管支炎, 食慾不振, 肺疾患

F₃28 (或中)

大體的 部位：胸骨緣의 外側 2橫指이며 第 1肋間의 部位(卽, VM19와 같은 높이)

正確한 部位：위와 같음

神　　　經：鎖骨上神經이 皮神經으로서 分布

適　應　症：喘息, 氣管支炎, 咽喉카타루, 心臟疾患

$F_3$29 (兪府)

大體的 部位：胸骨緣의 外側 2橫指이며, 鎖骨의 下緣(卽, VM20과 같은 높이)

正確한 部位：위와 같은

神　　　經：$F_3$28과 같음

適　應　症：$F_3$28과 같음

J. F_4 良導絡

　F_4의 良導絡의 走行은 다음과 같다. F_4 良導絡은 膀胱에 關係가 있는 것으로 생각된다.

　발의 小指爪根部外側→足背外側→外果의 아래→下指의 屈側→殿部→脊柱에서 約 1橫指半 및 3橫指外側의 兩部分을 脊柱를 따라 上行→第7頸椎棘突起 下部에 모여 頸部를 上行→上位頸椎部에서 後頭部 正中線의 1橫指 外側을 上行→頭頂部→耳介上後部

　　　　　　　　　　　　↘前頭部正中線에서 1橫指

外側을 下行→全眼角의 部位

$F_4$1 (至陰)

大體的 部位：발의 小指爪根部에서 약간 外側

正確한 部位：위와 같음

神　　　經：腓腹神經이 皮神經으로서 分布

適　應　症：胎兒의 位置를 고친다. 坐骨神經痛, 　　　　　　새끼발가락의 知覺異常

$F_4$2 (通谷)

大體的 部位：발의 小指基節骨外側의 約 中央

正確한 部位：위와 같음

神　　　經：$F_4$1과 같음

適　應　症：頭痛, 眩氣症, 새끼발가락麻痺

$F_4$3 (束骨)

大體的 部位：第 5中足指節關節部의 後外側

正確한 部位：위와 같음

神　　　經：腓腹神經이 皮神經으로서 分布

適　應　症：坐骨神經痛, 後頭部가 결림, 눈의 充血, 腦充血

$F_4$4 (京骨)

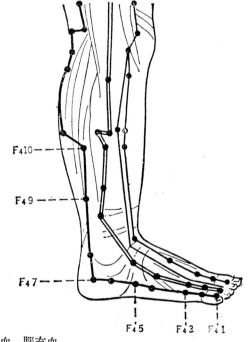

図 89. F_4 良導絡

大體的 部位：第 5 中足骨近位端의 後外側部

正確한 部位：위와 같음

神　　　經：F₄3과 같음

適　應　症：眼疾患, 足背痛, 小兒경련

F₄5 (金門)

大體的 部位：踵立方關節(即 踵骨과 立方骨의 關節)의 外側部

正確한 部位：위와 같음

神　　　經：F₄4와 같음

適　應　症：F₄4와 같음

F₄6 (申脈)

大體的 部位：外果의 바로 아래이며 短腓骨筋腱鞘의 下緣

正確한 部位：위와 같음

神　　　經：腓腹神經이 皮神經으로서 分布

適　應　症：足關節捻挫, 足關節炎

F₄7 (僕參)

大體的 部位：外果의 後下方이며, 踵骨結節의 外部

正確한 部位：위와 같음

神　　　經：腓腹神經이 皮神經으로서 分布

適　應　症：아키레스腱炎

F₄8 (崑崙)

大體的 部位：距腿關節의 後側이며 外果와 아키레스腱과의 사이

正確한 部位：위와 같음

神　　　經：F₄7과 같음

適　應　症：坐骨神經痛, 足關節炎, 腰痛, 下痢

F₄9 (跗陽)

大體的 部位：下腿의 後外側이며 下腿의 아래 1/4部, 또한 아키레스腱의 外緣

正確한 部位：위와 같음

神　　　經：外側腓腹皮神經이 分布

適　應　症：坐骨神經痛, 子宮內膜炎, 膀胱炎

F₄10 (飛陽)

大體的 部位：後下腿 1/2部에서 약간 아랫쪽이며 腓骨과 腓腹筋 外緣과의 사이

正確한 部位：위와 같음

神　　　經：F₄9와 같음

適　應　症：F₄9와 같음

F₄11 (承山)

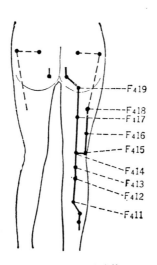

図 90-a. F₄ 良導絡

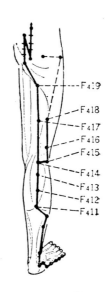

図 90-b. F₄ 良導絡

大體的 部位 : 後下腿의 中央

正確한 部位 : 위와 같음

神　　經 : F₄9와 같음

適　應　症 : 坐骨神經痛, 腓腹筋痛, 痔出血

F₄12 (承筋)

大體的 部位 : 後下腿의 위 1/4部

正確한 部位 : 後下腿의 위 1/4部이며, 腓腹筋內外 兩頭間의 **筋溝**

神　　經 : 外側腓腹 皮神經이 分布

適　應　症 : F₄11과 같음

F₄13 (合陽)

大體的 部位 : 後下腿의 위 1/8部이며, 腓腹筋의 上部

正確한 部位 : 위와 같음

神　　經 : F₄12와 같음

適　應　症 : F₄12와 같음

F₄14 (委中)

大體的 部位 : 膝窩의 中央

正確한 部位 : 膝窩의 中央이며 膝動脈의 搏動이 接觸되는 部位

神　　經 : 後大腿皮神經의 分布

適　應　症 : 膝關節炎, 坐骨神經痛, 腰痛, 頭痛

F₄15 (委陽)

大體的 部位：膝窩의 外端

正確한 部位：膝窩의 外端이며, 大腿二頭筋腱의 內側

神　　　經：$F_4$14와 같음

適　應　症：$F_4$14와 같음

$F_4$16 (浮郄)

大體的 部位：膝窩의 外上方이며 大腿 二頭筋의 外緣(即 $F_4$15에서 約 3cm 上方)

正確한 部位：위와 같음

神　　　經：$F_4$14와 같음

適　應　症：$F_4$14와 같음

$F_4$17 (殷門)

大體的 部位：後大腿의 中央部

正確한 部位：後大腿의 中央部이며, 大腿二頭筋과 半腱樣筋과의 筋溝中

神　　　經：後大腿皮神經이 分布

適　應　症：坐骨神經痛, 下肢麻痺

$F_4$18 (大郄)

大體的 部位：後大腿의 外側 中央部에서 5cm 上方

正確한 部位：위와 같음

神　　　經：$F_4$14와 같음

適　應　症：$F_5$17과 같음

$F_4$19 (承扶)

大體的 部位：後大腿의 上端이며, 殿溝의 中央

正確한 部位：위와 같음

神　　　經：下殿皮神經 및 後大腿皮神經이 分布

適　應　症：$F_4$17과 같음

$F_4$20 (會陽)

大體的 部位：尾骨下端의 1.5cm 옆

正確한 部位：尾骨下端의 外側이며, 大殿筋의 起始部

神　　　經：會陰神經이 皮神經으로서 分布

適　應　症：肛門疾患, 痔痛

$F_4$21 (下髎)

大體的 部位：仙骨部이며, 第4後仙骨孔의 部位

正確한 部位：위와 같음

神　　　經：仙骨神經後枝가 皮神經으로 分布

適　應　症：肛門疾患, 頻繁한 下痢, 尿道炎, 膀胱
　　　　　炎, 婦人病

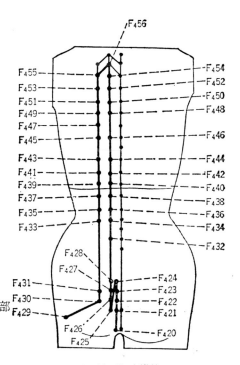

図 91.. F_4 良導絡

92

F₄22 (中髎)

大體的 部位：仙骨部이며，第 3 後仙骨孔의 部位

正確한 部位：위와 같음

神　　經：F₄21과 같음

適　應　症：F₄21과 같음

F₄23 (次髎)

大體的 部位：仙骨部이며 第 2 後仙骨孔의 部位

正確한 部位：위와 같음

神　　經：F₄21과 같음

適　應　症：F₄21과 같음

F₄25 (白環兪)

大體的 部位：F₄21의 外側 約 1橫指의 部位

正確한 部位：위와 같음

神　　經：中・下殿皮神經의 分布

適　應　症：肛門疾患，直腸炎，腰痛，腸出血

F₄26 (中膂兪)

大體的 部位：F₄22의 外側 約 1橫指의 部位

正確한 部位：위와 같음

神　　經：F₄25와 같음

適　應　症：F₄25와 같음

F₄27 (膀胱兪)

大體的 部位：F₄23의 外側 約 1橫指의 部位

正確한 部位：위와 같음

神　　經：下殿皮神經이 分布

適　應　症：腸疾患，膀胱炎，生殖器疾患

F₄28 (小腸兪)

大體的 部位：F₄24의 外側 約 1橫指의 部位

正確한 部位：위와 같음

神　　經：F₄27과 같음

適　應　症：F₄27과 같음

F₄29 (環跳) ＝F₅15

大體的 部位：股關節의 外側이며，大轉子의 前上部

正確한 部位：위와 같음

神　　經：上殿皮神經이 分布

適　應　症：股關節炎，坐骨神經痛

F₄30 (秩邊)

大體的 部位：殿部이며 F₄26의 外側 2橫指의 部位

正確한 部位：第3正中仙骨稜의 外方 約 3橫指의 部位

神　　　經：上殿皮神經, 仙骨神經後枝가 分布

適　應　症：陰部痛, 殿痛, 排便, 排尿困難

F₄31 (胞肓)

大體的 部位：殿部이며 F₄27의 外側 2橫指의 部位

正確한 部位：第2正中仙骨稜의 外方 約 3橫指의 部位

神　　　經：F₄30과 같음

適　應　症：F₄30과 같음

F₄32 (大腸兪)

大體的 部位：腰部이며 第 4, 第 5 腰椎棘突起間에서 約 1 橫指半 外側의 部位.

正確한 部位：위와 같음

神　　　經：腰神經後枝가 皮神經으로서 分布

適　應　症：大腸疾患, 皮膚病, 腰痛, 坐骨神經痛

F₄33 (志室)

大體的 部位：第 2, 第 3 腰椎棘突起間에서 約 1橫指外側의 部位

正確한 部位：위와 같음

神　　　經：腰神經後枝가 皮神經으로서 分布

適　應　症：腰痛, 攝護腺炎, 睾丸炎, 尿道炎, 子宮內膜炎

F₄34 (腎兪)

大體的 部位：第 2, 第.3 腰椎棘突起間에서 約 1 橫指半 外側의 部位

正確한 部位：위와 같음

神　　　經：腰神經後枝가 皮神經으로서 分布

適　應　症：泌尿器疾患(腎臟疾患, 膀胱炎, 夜尿症), 生殖器疾患, 慢性呼吸器疾患, 運動器疾患(坐骨神經痛, 腰痛, 半身不隨). 副腎皮質호르몬의 分泌를 促進시킨다.

F₄35 (肓門)

大體的 部位：第 1, 第 2腰椎棘突起間에서 約 3橫指外側의 部位

正確한 部位：위와 같음

神　　　經：腰神經後枝가 皮神經으로서 分布

適　應　症：F₄36과 같음

F₄36 (三焦兪)

大體的 部位：第 1, 第 2, 腰椎棘突起間에서 約 1 橫指半外側의 部位

正確한 部位：위와 같음

神　　　經：F₄35와 같음

適　應　症：內臟慢性疾患(慢性카타루, 肺結核 等)

　(備　考)

F_436은 特히 慢性疾患에 使用된다.

F_437 (胃倉)

大體的 部位：第12胸椎, 第1腰椎의 棘突起間에서 約 3橫指 外側의 部位

正確한 部位：위와 같음

神　　　經：胸神經後枝가 皮神經으로서 分布

適　應　症：胃痙攣 膽石症

F_438 (胃兪)

大體的 部位：第12胸椎, 第1腰椎의 棘突起間에서 約 1橫指半 外側의 部位

正確한 部位：위와 같음

神　　　經：胸神經後枝가 皮神經으로서 分布

適　應　症：胃痙攣, 胃炎, 胃아토니이

F_439 (意舍)

大體的 部位：胸背部이며, 第11, 第12胸椎棘突起間에서 約3橫指 外側의 部位(即, 第11肋間)

正確한 部位：위와 같음

神　　　經：胸神經後枝가 皮神經으로서 分布

適　應　症：胃疾患

F_440 (脾兪)

大體的 部位：第11, 胸12椎棘突起間에서 約 1橫指半外側의 部位

正確한 部位：위와 같음

神　　　經：$F_4$39와 같음

適　應　症：胃疾患, 膽石症, 糖尿病

F_441 (陽綱)

大體的 部位：第10, 第11胸椎棘突起間에서 3橫指 外側

正確한 部位：위와 같음

神　　　經：胸神經後枝가 皮神經으로서 分布

適　應　症：肝臟疾患, 膽囊疾患, 胃疾患, 胸膜炎

F_442 (膽兪)

大體的 部位：第10,, 第11胸椎의 棘突起間에서 約 1橫指半 外側

正確한 部位：위와 같음

神　　　經：$F_4$41과 같음

適　應　症：$F_4$41과 같음

F_443 (魂門)

大體的 部位：第9, 第10胸椎棘突起間에서 3橫指 外側

正確한 部位：위와 같음

神　　　經：胸神經後枝가 皮神經으로서 分布

適　應　症：肝臟疾患，膽囊疾患，肋間神經痛，胸膜炎，視力障害

F₄44 (肝兪)

大體的 部位：第9, 第10胸椎棘突起間에서 約 1橫指半 外側의 部位

正確한 部位：위와 같음

神　　　經：F₄43과 같음

適　應　症：F₄43과 같음

F₄45 (膈關)

大體的 部位：第7, 胸8椎棘突起間에서 3橫指 外側

正確한 部位：위와 같음

神　　　經：胸神經後枝가 皮神經으로서 分布

適　應　症：胃疾患，肝疾患，脾疾患，胸膜炎，心臟病

F₄46 (膈兪)

大體的 部位：第7, 第8胸椎棘突起間에서 約1橫指半 外側의 部位

正確한 部位：위와 같음

神　　　經：F₄45와 같음

適　應　症：F₄45와 같음

F₄47 (譩譆)

大體的 部位：第6, 第7胸椎棘突起間에서 3橫指 外側

正確한 部位：위와 같음

神　　　經：胸神經後枝가 皮神經으로서 分布

適　應　症：肋間神經痛，胸膜炎，胸痛

F₄48 (心兪)

大體的 部位：第5, 第6胸椎棘突起間에서 約 1橫指半 外側

正確한 部位：위와 같음

神　　　經：위와 같음

適　應　症：心臟疾患，노이로제，胃下垂症

F₄49 (神堂)

大體的 部位：第5, 第6胸椎棘突起間에서 3橫指 外側

正確한 部位：위와 같음

神　　　經：胸神經後枝가 皮神經으로서 分布

適　應　症：心臟疾患，胸膜炎

F₄50 (厥陰兪)

大體的 部位：第4, 第5胸椎棘突起間에서 約1橫指半 外側

正確한 部位 : 위와 같음

神　　　經 : 胸神經後枝가 皮神經으로서 分布

適　　應　　症 : 心臟疾患, 呼吸器疾患, 肩部가 결림, 上齒痛, **慢性諸疾患**

F₄51 (膏肓)

大體的 部位 : 肩甲間部이며 第4, 第5胸椎棘突起間에서 3橫指 外側

正確한 部位 : 위와 같음

神　　　經 : F₄50과 같음

適　　應　　症 : F₄50과 같음

F₄52 (肺兪)

大體的 部位 : 第3, 第4胸椎棘突起間에서 約1橫指半 外側

正確한 部位 : 위와 같음

神　　　經 : 胸神經後枝가 皮神經으로서 分布

適　　應　　症 : 呼吸器疾患(감기, 氣管支炎, 喘息, 肺結核, 胸膜炎)

F₄53 (魄戶)

大體的 部位 : 第3, 第4胸椎棘突起間에서 3橫指外側이며 第3肋間

正確한 部位 : 위와 같음

神　　　經 : F₄52와 같음

適　　應　　症 : F₄52와 같음

F₄54 (風門)

大體的 部位 : 第2, 第3胸椎棘突起間에서 約 1橫指半 外側

正確한 部位 : 위와 같음

神　　　經 : 胸神經後枝가 皮神經으로서 分布

適　　應　　症 : 감기의 豫防과 治療, 頭痛, 項部痛

F₄55 (附分)

大體的 部位 : 第2, 第3胸椎棘突起間에서 3橫指 外側이며, 第2肋間

正確한 部位 : 위와 같음

神　　　經 : F₄54와 같음

適　　應　　症 : F₄54와 같음

F₄56 (大杼)

大體的 部位 : 第1, 第2胸椎棘突起間에서 約 1橫指半 外側

正確한 部位 : 위와 같음

神　　　經 : 胸神經後枝가 皮神經으로서 分布

適　　應　　症 : 呼吸器疾患, 肩背痛

F₄57 (陶道)＝HM19

大體的 部位 : 第1, 第2胸椎棘突起間

正確한 部位：위와 같음

神　　經：胸神經後枝가 皮神經으로서 分布

適　應　症：어깨가 결림, 眩氣症, 動脈硬化症, 上肢痛
　　　　　　　　및 瘋痺, 小兒瘋痺, 脫肛

$F_4$58 (大椎)＝$H_4$6＝$F_5$28＝$H_6$19＝HM20

$H_4$6의 項 參照

$F_4$59 (天柱)

大體的 部位：後頭部項窩의 外側部, 即 第1, 第2頸椎棘
　　　　　　　　突起間에서 1橫指 外側의 部位

正確한 部位：위와 같음

神　　經：大後頭神經이 皮神經으로서 分布

適　應　症：頭痛, 頭重, 高血壓症, 腦疾患, 耳鼻疾患, 心臟疾患, 自律神經失調症, 頸項部痛

$F_4$60 (風府)＝HM22

大體的 部位：項窩의 上方, 即 外後頭隆起의 下際, 陷凹의 正中部

正確한 部位：위와 같음

神　　經：$F_4$59와 같음

適　應　症：$F_4$59와 같음

$F_4$61 (腦戶) HM23

大體的 部位：後頭部 正中線上이며, 後頭部正中線의 아래 1/4部

正確한 部位：後頭部에서 外後頭隆起의 上際, 正中部

神　　經：大後頭神經이 皮神經으로서 分布

適　應　症：腦充血, 腦貧血, 三叉神經痛, 노이로제, 不眠症, 項部痛

$F_4$62 (玉枕)

大體的 部位：$F_4$61의 外側 1橫指半의 部位

正確한 部位：위와 같음

神　　經：$F_4$61과 같음

適　應　症：$F_4$61과 같음

$F_4$63 (絡却)

大體的 部位：後頭部 正中線上 1/4部에서 1橫指半 外側의 部位

正確한 部位：後頭部 人字縫合部이며, 正中線에서 1橫指半 外側

神　　經：大後頭神經이 皮神經으로서 分布

適　應　症：頭痛, 耳鳴, 노이로제

$F_4$64 (通天)

大體的 部位：後頭部이며, 頭頂中心部에서 1橫指半 비스듬한 앞部分

正確한 部位：위와 같음

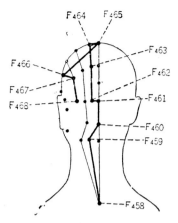

図 92. F_4 良導絡

神　　　經：三叉神經 第1枝가 皮神經으로서 分布

適　應　症：腦疾患, 頭痛

$F_4$65 (百會)＝$F_2$21＝VM30＝HM26

$F_2$21의 項 參照

$F_4$66 (率谷)

大體的 部位：側頭部이며, 耳介上際의 上方 1橫指半의 部位

正確한 部位：위와 같음

神　　　經：三叉神經 第3枝가 皮神經으로서 分布

適　應　症：三叉神經痛

$F_4$67 (浮白)

大體的 部位：側頭部이며, 耳介上際의 後方 1橫指의 部位

正確한 部位：위와 같음

神　　　經：後耳介 神經이 皮神經으로서 分布

適　應　症：頭痛, 眩氣症, 耳鳴

$F_4$68 (竅陰)

大體的 部位：側頭部이며, 耳介에서 後上方,
　　　　　　　乳樣突起基底의 後耳介筋部

正確한 部位：위와 같음

神　　　經：$F_4$67과 같음

適　應　症：$F_4$67과 같음

$F_4$69 (漢方에서는 名稱이 없는 治療點)

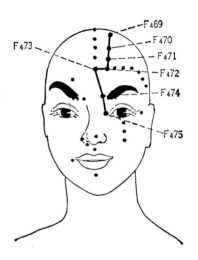

図 93. F_4 良導絡

大體的 部位：前頭部이며 VM29(前頭 正中線上, 위로 1/4
　　　　　　　部)에서 1橫指 外側

正確한 部位：위와 같음

神　　　經：三叉神經 第1枝가 皮神經으로서 分布

適　應　症：前頭痛, 腦疾患

$F_4$70 (承光)

大體的 部位：前頭部이며, VM28(前頭 正中線上 2/4部)에서 1橫指 外側

正確한 部位：위와 같음

神　　　經：$F_4$69와 같음

適　應　症：$F_4$69와 같음

$F_4$71 (五處)

大體的 部位：前頭部이며 VM27(前頭 正中線上 3/4部)에서 1橫指 外側

正確한 部位：위와 같음

神　　　經：三叉神經 第1枝가 皮神經으로서 分布

適　應　症：前頭部, 鼻疾患(코가 막힘, 鼻카타루, 蓋膿症)

F_472 (曲差)

大體的 部位：前頭部이며 VM26(前頭 正中線上이며, 아래 1/4部)에서 1橫指外側

正確한 部位：위와 같음

神　　　經：F_471과 같음

適　應　症：F_471과 같음

F_473 (神庭)＝F_646＝VM26

大體的 部位：前額 正中線上이며 兩眉에서 約 4橫指上 即 前髮際

正確한 部位：위와 같음

神　　　經：F_471과 같음

適　應　症：頭痛, 眩氣症, 鼻炎

F_474 (攅竹)

大體的 部位：眉弓의 內端部

正確한 部位：위와 같음

神　　　經：三叉神經 第1枝가 皮神經으로서 分布

適　應　症：顔面神經痲痺, 三叉神經痛, 鼻疾患, 眼疾患

F_475 (晴明)＝H_423＝H_527＝F_533＝F_653

H_423의 項 參照

K. F_5 良 導 絡

F_5良導絡의 走行은 다음과 같다. F_5良導絡은 膽囊에 關係가 있는 것으로 짐작되고 있다.

발의 第 4 指爪根部外側→발의 外果의 前內方→下肢의 外側을 上行→大轉子의 앞→鼠徑靭帶內 1/3部→上前腸骨棘→側腹部의 中央→第9肋軟骨付着部→腋窩

鎖骨中央上部→後頭部 外側에서

側頭部를 走行하여
- 耳介前部
- 下顎部
- 內 및 外眼角部

F_51 (足의 竅陰)

大體的 部位：발의 第4指 外側爪根部

正確한 部位：위와 같음

神　　　經：外側足背皮神經이 分布

適　應　症：頭痛, 腦貧血, 高血壓症, 眼痛, 第4指의 知覺 異常

F_52 (俠谿)

大體的 部位：발등(足背)이며, 第4, 第5 基節骨의 사이이며, 中足指節關節의 앞

正確한 部位:위와 같음

神　　　經:F₅1과 같음

適　應　症:眩氣症, 熱性疾患(發汗의 目的)

F₅3 (地五會)

大體的 部位:第4, 第5足骨의 사이이며, 中足指節關節의 後部

正確한 部位:위와 같음

神　　　經:外側足背皮神經이 分布

適　應　症:膽石痛, 胸膜炎, 乳腺炎, 月經痛

F₅4 (臨泣)

大體的 部位:발등이며, 第4, 第5中足骨 接合部의 앞

正確한 部位:위와 같음

神　　　經:F₅3과 같음

適　應　症:F₅3과 같음

F₅5 (丘虛)

大體的 部位:距腿關節部이며, 外果의 前下端部

正確한 部位:위와 같음

神　　　經:淺腓骨神經이 皮神經으로서 分布

適　應　症:足關節炎, 呼吸困難

F₅6 (懸鐘)

大體的 部位:下腿外側部이며 下腿의 아래 1/8部

正確한 部位:下腿外側이며 外果의 위 約 3橫指의 部位(即 腓骨 바로 위에 있으며 F₅6과 같은
　　　　　　높이)

神　　　經:外側腓腹皮神經이 分布

適　應　症:脚氣, 骨髓炎, 胃疾患, 扁桃炎

F₅7 (陽輔)

大體的 部位:下腿外側部이며 下腿의 아래 1/3部

正確한 部位:下腿外側部, 腓骨 바로 위이며 外果의 위 約 4橫指의 部位

神　　　經:F₅6과 같음

適　應　症:腰痛, 脚氣, 坐骨神經痛

F₅8 (光明)

大體的 部位:下腿 外側이며, 下腿의 中央에서 約 2橫指下部

正確한 部位:下腿 外側 中央部에서 約 2橫指下方이며 長腓骨筋과 長指伸筋과의 사이

神　　　經:F₅6과 같음

適　應　症:精神病, 노이로제, 白內障, 視力減退

F₅9 (外丘)

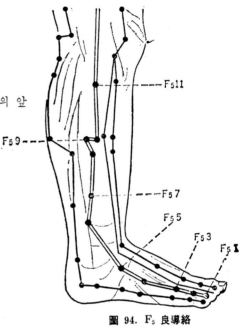

圖 94. **F₅ 良導絡**

大體的 部位：下腿 外側의 中央部

正確한 部位：下腿 外側 中央이며, 長腓骨筋의 後緣

神　　　經：外側腓腹 皮神經이 分布

適　應　症：胸痛, 頸部결림

F₅10 (陽交)

大體的 部位：下腿外側의 中央이며 F₅9의 약간 앞쪽

正確한 部位：下腿 外側 中央이며 長指伸筋과 長腓骨
　　　　　　　筋의 사이

神　　　經：F₅9와 같음

適　應　症：다음의 F₅11과 같음

F₅11 (陽陵泉)

大體的 部位：下腿外側이며 下腿의 위 1/4部

正確한 部位：下腿外側 上端이며, 腓骨頭의 前下際
　　　　　　　의 部位

神　　　經：外側腓腹 皮神經이 分布

適　應　症：筋의 緊張을 除去하는 目的으로 쓰인다.

　　F₅12 (陽關)

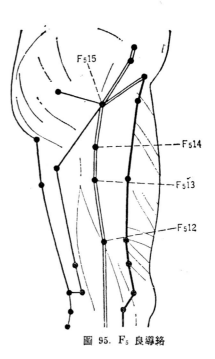

圖 95. F₅ 良導絡

大體的 部位：大腿 外側의 아래 1/4部

正確한 部位：大腿 外側의 아래 約 1/4部이며, 大腿骨 外顆의 直上陷凹部

神　　　經：外側大腿皮神經이 分布

適　應　症：下肢麻痺, 下肢冷感症

F₅13 (中瀆)

大體的 部位：大腿 外側의 中央

正確한 部位：大腿 外側의 約 中央이며, 腸脛靱帶와
　　　　　　　大腿二頭筋의 사이

神　　　經：F₅12와 같음

適　應　症：坐骨神經痛, 腰痛

F₅14 (風市)

大體的 部位：大腿 外側의 中央에서 2~3cm 윗쪽

正確한 部位：위와 같음

神　　　經：F₅13과 같음

適　應　症：F₅13과 같음

F₅15 (環跳)＝F₄29

大體的 部位：股關節의 外側이며, 大轉子의 前上部

正確한 部位：위와 같음

図 96. F₅ 良導絡

神　　　經：F₅13과 같음

適　應　症：F₅13과 같음

F₅16 (氣衝)＝F₆16

大體的 部位：鼠徑靱帶內 1/3部이며 約 0.5cm 上方

正確한 部位：위와 같음

神　　　經：腸骨鼠徑神經이 皮神經으로서 分布

適　應　症：生殖器疾患(睾丸炎, 卵巢炎, 尿道炎, 子宮內膜炎), 下腹痛, 腹膜炎

F₅17 (居髎)

大體的 部位：上前腸骨棘의 前緣 下部

正確한 部位：위와 같음

神　　　經：腸骨下腹神經이 皮神經으로서 分布

適　應　症：腸炎, 生殖器疾患

F₅18 (維道)

大體的 部位：上前腸骨棘의 內下方

神　　　經：腸骨下腹神經이 皮神經으로서 分布

適　應　症：F₅17과 같음

F₅19 (五樞)

大體的 部位：側腹部이며 腸骨稜을 따라 上前腸骨棘에서 약간 內方

正確한 部位：위와 같음

神　　　經：F₅17과 같음

適　應　症：F₅17과 같음

F₅20 (帶脈)

大體的 部位：側腹部의 中央이며 第11肋骨에서 約1橫指半 下部

正確한 部位：위와 같음

神　　　經：肋間神經이 皮神經으로서 分布

適　應　症：腸疾患, 腰痛, 白帶下, 婦人病

F₅21 (京門)

大體的 部位：側腹部이며, 第12肋骨前端의 下際

正確한 部位：위와 같음

神　　　經：肋間神經이 皮神經으로서 分布

適　應　症：腎臟疾患, 膽石, 腎石, 腹膜炎

F₅22 (章門)＝F₂19

大體的 部位：第11肋骨前端의 下部

正確한 部位：위와 같음

神　　　經：肋間神經이 皮神經으로서 分布

適　應　症：肝臟疾患，肝囊疾患，胸膜炎，脾臟疾患，腹膜炎

F₅23 (日月)

大體的 部位：第 9 肋軟骨付着部의 下部

正確한 部位：위와 같음

神　　　經：F₅22와 같음

適　應　症：F₅22와 같음

F₅24 (期門)

大體的 部位：第 9 肋軟骨付着部의 下際이며，乳頭線上((F₅23 보다 약간 위)

正確한 部位：위와 같음

神　　　經：肋間神經이 皮神經으로서 分布

適　應　症：肝臟疾患，膽囊疾患，胃，十二指腸疾患，胸膜炎，橫隔膜痙攣

F₅25 (輒筋)

大體的 部位：側胸部 第 4 肋間이며，前腋窩線에서 約 1 橫指 前方

正確한 部位：위와 같음

神　　　經：肋間神經이 皮神經으로서 分布

適　應　症：氣管支炎，胸膜炎，肋間神經痛

F₅26 (淵腋)

大體的 部位：側胸部 第 4 肋間이며，中腋窩線上

正確한 部位：위와 같음

神　　　經：F₅25와 같음

適　應　症：F₅25와 같음

F₅27 (缺盆)＝H₅18＝H₆20＝F₆35

H₅18의 項 參照

F₅28 (大椎)＝H₄16＝H₆19＝F₄58＝HM20

H₄16의 項 參照

F₅29 (天牖)＝H₅19

H₅19의 項 參照

F₅30 (風池)

大體的 部位：乳樣突起의 後方이며，胸鎖乳突筋 付着
　　　　　　　部와 僧帽筋起始部와의 사이

正確한 部位：위와 같음

神　　　經：小後頭神經이 皮神經으로서 分布

適　應　症：頭痛，眼疾痛，頸項痛，不眠症，耳疾患

F₅31 (翳陰)＝F₄68

F₄68의 項 參照

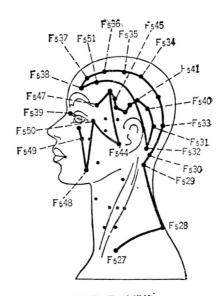

図 97. F₅ 良導絡

F₅32 (中谷博士의 良導絡圖에도 東洋醫學의 經絡 圖에도 記載되어 있지 않음)

F₅33 (腦空)

大體的 部位 : HM23(外後頭隆起의 上際, 正中部)에서 約 2 橫指半 外側

正確한 部位 : 위와 같음

神　　經 : 大後頭神經이 皮神經으로서 分布

適　應　症 : 頭痛, 腦脊髓疾患에 依한 瘋痺 또는 痙攣, 高血壓等

F₅34 (承靈)

大體的 部位 : HM 25(即 外後頭 隆起의 위 約 3 橫指이며, 矢狀縫合後半部의 中央)에서 約 2 橫指半 外側

正確한 部位 : 위와 같음

神　　經 : F₅33과 같음

適　應　症 : F₅33과 같음

F₅35 (正營)

大體的 部位 : VM30(頭頂部의 中央)과 耳介上部를 連結하는 線이며, VM30에서 約 3 橫指外側

正確한 部位 : 위와 같음

神　　經 : 三叉神經 第1枝가 皮神經으로서 分布

適　應　症 : 眼疾患, 頭痛

F₅36 (目窓)

大體的 部位 : VM28(頭部이며, 大泉門部)와 耳介上部를 連結하는 線上이며, VM28에서 約 2 橫指半 外側

正確한 部位 : 위와 같음

神　　經 : F₅35와 같음

適　應　症 : F₅35와 같음

F₅37 (臨泣)

大體的 部位 : VM27(前頭正中線 3/4部)과 耳介上部와를 連結하는 線上이며, VM27에서 約 2 橫指半 外側

正確한 部位 : 위와 같음

神　　經 : F₅35와 같음

適　應　症 : F₅35와 같음

F₅38 (陽白)＝H₅26

大體的 部位 : 前額部이며 眉弓中央의 위 約 1橫指의 部位

正確한 部位 : 위와 같음

神　　經 : 三叉神經 第1枝가 皮神經으로서 分布

適　症　應 : 眼疾患, 頭痛

F₅39 (晴明)＝H₄23＝H₅27＝F₄75＝F₆53

H₄23의 項 參照

F₅40 (浮白)

大體的 部位：HM25(後頭 正中線上 1/4部)와 耳介上部를 連結하는 線上이며 耳介上際에서 約 1橫指의 部位

正確한 部位：側頭部이며 耳介 上際의 後方 約 1橫指의 部位

神　　　經：後耳介神經이 皮神經으로서 分布

適　應　症：耳鳴, 頭痛

F₅41 (天衝)

大體的 部位：HM26(頭頂의 中央部)와 耳介上部를 連結하는 線上이며, 耳介上際에서 約 3橫指의 部位

正確한 部位：側頭部이며, 耳介上際에서 約 3橫指 後上方

神　　　經：F₅40과 같음

適　應　症：F₅40과 같음

F₅42 (卒谷)

大體的 部位：側頭部이며, 耳介上際의 上方 約 1橫指半의 部位

正確한 部位：위와 같음

神　　　經：耳介側頭神經이 皮神經으로서 分布

適　應　症：三叉神經痛

F₅43 (曲鬢)

大體的 部位：耳介의 前上際

正確한 部位：耳介의 앞, 上際이며, 頰骨弓에서 約 1橫指 위

神　　　經：三叉神經 第3枝가 皮神經으로서 分布

適　應　症：三叉神經痛, 顔面神經痲痺, 眼疾患, 耳疾患

F₅44 (聽會)

大體的 部位：耳珠의 前下部

正確한 部位：위와 같음

神　　　經：三叉神經 第3枝가 皮神經으로서 分布

適　應　症：耳疾患, 下顎關節炎

F₅45 (懸顱)

大體的 部位：側頭部이며 前額髮際의 모서리에서 約 2橫指 下部

正確한 部位：위와 같음

神　　　經：三叉神經, 第3枝(即 耳介側頭神經)가 皮神經으로서 分布

適　應　症：耳疾患, 側頭痛

F₅46 (頷厭)

大體的 部位：側頭部이며 관자놀이깨의 下方

正確한 部位：위와 같음

神　　　經：F₅45와 같음

適　應　症：眼疾患, 三叉神經痛, 顔面神經痲痺

F₅47 (絲竹空) ＝H₅32 (H₅32의 項 參照)

F₅48 (大迎) ＝F₆39

大體的 部位：下顎骨 下緣이며, 下顎角에서 約 1橫指 前方

正確한 部位：위와 같음

神　　　經：三叉神經 第3枝가 皮神經으로서 分布

適　應　症：下齒痛, 三叉神經痛

F₅49 (顴髎)

大體的 部位：頰骨部이며, 頰骨突起의 바로 아래, 陷凹部(外眼角을 通하는 垂直線上)

正確한 部位：위와 같음

神　　　經：三叉神經 第2枝가 皮神經으로서 分布

適　應　症：三叉神經痛, 顔面神經痲痺, 上齒痛, 鼻카타루

F₅50 (瞳子髎) ＝H₄21＝H₅31 (H₄21의 項 參照)

F₅51 (本神)

大體的 部位：前頭部이며, 관자놀이가의 內方

正確한 部位：위와 같음

神　　　經：三叉神經 第1枝가 皮神經으로서 分布

適　應　症：頭痛, 眩氣症, 癲癇

L. F₆ 良 導 絡

　　F₆ 良導絡의 走行은 다음과 같다. F₆ 良導絡은 胃와 關係가 있는 것으로 생각되고 있다. 발의 第2指 背側이며, 爪根部 外側→下腿의 前側이며, 脛骨 外側을 上行→膝蓋骨의 外側→上前腸骨棘의 下部→鼠徑靭帶內 1/3部→腹部 正中線에서 3橫指外側(腹直筋內)을 上行→胸部 第5肋間에서 乳頭線上을 上行→鎖骨 中央 直上→胸鎖 關節 直上部→頸部를 上行→下顎角部→頰骨弓中部를 通하여 髮際(前頭部)를 따라 前額中央에서 끝난다. ↘ 頸部→口角→

鼻下部→鼻翼 外方 1橫指의 部位→眼窩 下緣의 中央部→內眼角과 鼻根의 사이에서 끝난다.

　　F₆1 (厲兌)

大體的 部位：발의 第2指背이며, 爪根部 外側

正確한 部位：위와 같음

神　　　經：淺腓骨神經이 皮神經으로서 分布

適　應　症：第2指의 知覺異常(저림, 疼痛, 鈍痲 等), 腹水, 水腫, 腦貧血, 노이로제

　　F₆2 (內庭)

大體的 部位：발등이며, 第2, 第3基節骨의 사이

正確한 部位 : 위와 같음

神　　　經 : F₆1과 같음

適　應　症 : F₆1과 같음

F₆3 (陷谷)

大體的 部位 : 발등이며, 第2, 第3中足骨사이의 前端

正確한 部位 : 위와 같음

神　　　經 : F₆1과 같음

適　應　症 : 胃疾患, 眼球充血, 腹水

F₆4 (衝陽)

大體的 部位 : 第2, 第3中足骨接合部의 앞

正確한 部位 : 위와 같음

神　　　經 : 淺腓骨神經이 皮神經으로서 分布

適　應　症 : 齒痛, 嘔吐, 食慾不振

F₆5 (解谿)

大體的 部位 : 足關節面의 中央

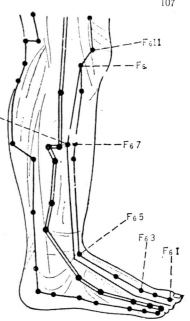

図 98. F₆ 良導絡

正確한 部位 : 距腿關節 前面 中央部이며, 前脛骨筋과 長指伸筋의 腱間部

神　　　經 : 淺腓骨 神經이 皮神經으로서 分布

適　應　症 : 足關節炎, 頭痛, 鼓腸, 便秘

F₆6 (下巨虛)

大體的 部位 : 前下腿 中央部에서 約 1橫指下이며, 脛骨의 外側

正確한 部位 : 위와 같음

神　　　經 : F₆5과 같음

適　應　症 : 腸炎, 脚氣, 腦貧血, 下肢癲瘓

F₆7 (條口)

大體的 部位 : 前下腿 中央部이며, 脛骨의 外側

正確한 部位 : 위와 같음

神　　　經 : F₆6과 같음

適　應　症 : F₆6과 같음

F₆8 (上巨虛)

大體的 部位 : 前下腿의 위 約 1/4部이며, 脛骨外側

正確한 部位 : 위와 같음

神　　　經 : F₆6과 같음

適　應　症 : F₆6과 같음

F₆9 (발의 三里)

大體的 部位 : 下腿의 위 約 1/8部이며, 脛骨 外側

正確한 部位：下腿의 위 1/8部이며 前脛骨筋과 長指伸筋의 筋溝上

神　　　經：淺腓骨神經이 皮神經으로서 分布

適　應　症：慢性消化器疾患, 四肢의 倦怠, 脚氣, 食慾不振

F₆10 (豊隆)

大體的 部位：F₆7에서 約 1橫指半 外側

正確한 部位：위와 같음

神　　　經：F₆7과 같음

適　應　症：F₆7과 같음

F₆11 (犢鼻)

大體的 部位：膝關節前 外側이며, 脛骨의 上端, 膝
　　　　　　蓋靱帶의 外緣

正確한 部位：위와 같음

神　　　經：外側腓复 皮神經이 分布

適　應　症：膝關節炎

F₆12 (梁丘)

大體的 部位：大腿의 前側下方이며, 膝蓋骨外緣의
　　　　　　위 2 橫指의 部位

正確한 部位：위와 같음

神　　　經：外側大腿 皮神經이 分布

適　應　症：胃痙攣, 腹痛, 下痢, 膝關節炎

F₆13 (陰市)

大體的 部位：大腿의 前側下 1/4部이며, 大腿直筋의 外緣

正確한 部位：위와 같음

神　　　經：F₆12와 같음

適　應　症：下肢의 冷感症, 頭痛, 半身不隨

F₆14 (伏兔)

大體的 部位：大腿의 前側 中央이며, 大腿直筋의 外緣

正確한 部位：위와 같음

神　　　經：F₆13과 같음

適　應　症：F₆13과 같음

F₆15 (脾關)

大體的 部位：大腿의 前側이며, 上前腸骨棘에서 3橫指 下部

正確한 部位：上前腸骨棘의 下方이며, 縫工筋과 大腿筋膜脹筋이 나뉘어지는 部位

神　　　經：F₆13과 같음

適　應　症：大腿筋痛, 下肢痲痺, 下肢冷感症

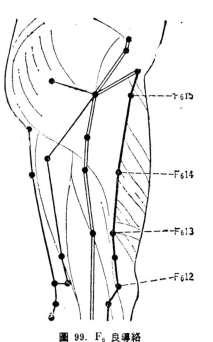

圖 99. F₆ 良導絡

F₆16 (氣衝)＝F₅16

F₅16의 項 參照

F₆17 (歸來)

大體的 部位：VM2(下腹正中線 上, 아래 1/6部)에서 3 橫指外側

正確한 部位：위와 같음

神　　　經：腸骨下腹神經이 皮神經으로서 分布

適　應　症：生殖器疾患, 膀胱疾患

F₆18 (水道)

大體的 部位：VM3(下腹 正中線上, 下 2/6部)에
　　　　　　　서 3橫指 外側

正確한 部位：위와 같음

神　　　經：肋間神經이 皮神經으로서 分布

適　應　症：F₆17과 같음

F₆19 (大巨)

大體的 部位：VM4(下腹正中線의 中央部)에서 3 橫
　　　　　　　指 外側部(腹直筋內에 있다)

正確한 部位：위와 같음

神　　　經：F₆18과 같은

適　應　症：不眠症, 虫垂炎, 便秘, 下痢, 膀胱炎, 婦人病

F₆20 (大巨澤田流)

大體的 部位：VM5(下腹 正中線上, 위 2/6部)에서 3橫指 外側

正確한 部位：위와 같음

神　　　經：F₆19와 같음

適　應　症：F₆19와 같음

F₆21 (外陵)

大體的 部位：VM6(下腹 正中線上, 위 1/6部)에서 3橫指 外側
　　　　　　　(腹直筋內에 있다)

正確한 部位：위와 같음

神　　　經：肋間神經이 皮神經으로서 分布

適　應　症：腸疾患, 腹直筋痛

F₆22 (天樞)

大體的 部位：VM7(배꼽의 部位)에서 3橫指 外側(腹直筋內에 있다)

正確한 部位：위와 같음

神　　　經：肋間神經이 皮神經으로서 分布

適　應　症：大・小腸疾患, 胃・腎・肝疾患

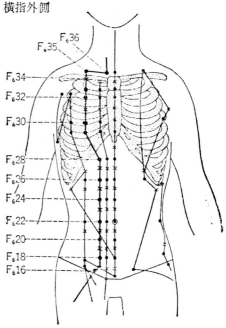

圖 100. F₆ 良導絡

110

F₆23 (滑肉門)

大體的 部位：VM8(上腹正中線上이며, 아래 1/8部)에서 3橫指 外側

正確한 部位：위와 같음

神　　經：F₆22와 같음

適　應　症：F₆22와 같음

F₆24 (太乙)

大體的 部位：VM9(上腹 正中線上, 아래 2/8部)에서 3橫指 外側

正確한 部位：위와 같음

神　　經：肋間神經이 皮神經으로서 分布

適　應　症：胃腸疾患, 脚氣

F₆25 (關門)

大體的 部位：VM10(上腹正中線上, 아래 3/8部)에서 3橫指 外側

正確한 部位：위와 같음

神　　經：F₆24와 같음

適　應　症：F₆24와 같음

F₆26 (梁門)

大體的 部位：VM11(上腹正中線上이며, 그 中央部)에서 3橫指 外側

正確한 部位：위와 같음

神　　經：肋間神經이 皮神經으로서 分布

適　應　症：胃疾患, 肝臟疾患, 膽囊疾患, 十二指腸潰瘍

F₆27 (承滿)

大體的 部位：VM12(上腹正中線上, 위 3/8部)에서 3橫指 外側

正確한 部位：위와 같음

神　　經：肋間神經이 皮神經으로서 分布

適　應　症：胃疾患, 肝臟疾患, 膽囊疾患, 脾臟疾患, 肋間神經痛, 喘息

F₆28 (不容)

大體的 部位：VM13(上腹 正中線上, 위 2/8部)에서 3橫指 外側

正確한 部位：第8肋軟骨 付着部의 下際

神　　經：F₆27과 같음

適　應　症：F₆27과 같음

F₆29 (乳根)

大體的 部位：前胸部 第5肋間이며 乳頭線上

正確한 部位：위와 같음

神　　經：肋間神經이 皮神經으로서 分布

適　應　症：呼吸器疾患, 心臟疾患, 乳線炎, 胸膜炎

F$_6$30 (乳中)

大體的 部位：乳頭部(卽, 第 4 肋間)

正確한 部位：위와 같음

神　　　經：肋間神經이 皮神經으로서 分布

適　應　症：乳頭痛

F$_6$31 (膺窓)

大體的 部位：第 3 肋間이며, 乳頭線上

正確한 部位：위와 같음

神　　　經：肋間神經이 皮神經으로서 分布

適　應　症：呼吸器疾患, 心臟疾患, 乳腺炎, 胸膜炎, 肋間神經痛

F$_6$32 (屋翳)

大體的 部位：第 2 肋間이며 乳頭線上

正確한 部位：위와 같음

神　　　經：F$_6$31과 같음

適　應　症：F$_6$31과 같음

F$_6$33 (庫房)

大體的 部位：第 2 肋間의 上際이며 乳頭線上

正確한 部位：위와 같음

神　　　經：F$_6$31과 같음

適　應　症：F$_6$31과 같음

F$_4$34 (氣戶)

大體的 部位：鎖骨下이며 乳頭線上

正確한 部位：위와 같음

神　　　經：F$_6$31과 같음

適　應　症：F$_6$31과 같음

F$_6$35 (欠盆) ＝H$_5$18＝H$_6$20＝F$_5$27

H$_5$18의 項 參照

F$_6$36 (氣舍)

大體的 部位：鎖骨의 胸骨端 바로 위이며 胸鎖乳突筋의 起始部

正確한 部位：위와 같음

神　　　經：鎖骨上神經이 皮神經으로서 分布

適　應　症：咳嗽, 감기, 氣管支炎

F$_6$37 (水突)

大體的 部位：頸部喉頭隆起의 外下方이며 胸鎖乳突筋의 內緣

正確한 部位：위와 같음

112

神　　　經：頸皮神經이 分布

適　應　症：甲狀腺疾患, 氣管支炎, 喉頭炎, 喘息
　　　　　　百日咳

F₆38 (人迎)

大體的 部位：喉頭隆起의 外上方이며, 頸動脈의 搏
　　　　　　動에 接觸하는 部位

正確한 部位：위와 같음

神　　　經：大耳介 神經이 皮神經으로서 分布

適　應　症：甲狀腺疾患(바세도우病, 甲狀腺腫),
　　　　　　高血壓症, 氣管支炎

$F_6$39 (大迎)＝$F_5$48

$F_5$48의 項 參照

$F_6$40 (頰車)

大體的 部位：下顎角과 耳垂下端의 사이의 陷凹部

正確한 部位：위와 같음

神　　　經：大耳介神經이 皮神經으로서 分布

適　應　症：下齒痛, 顏面神經麻痺, 三叉神經痛

$F_6$41 (下關)

大體的 部位：頰骨弓의 中央 下緣

正確한 部位：위와 같음

神　　　經：三叉神經 第2枝가 皮神經으로서 分布

適　應　症：上齒痛, 三叉神經痛, 顏面神經麻痺

$F_6$42 (客主人) (別名：上關)

大體的 部位：頰骨弓의 中央 上緣

正確한 部位：위와 같음

神　　　經：三叉神經 第2枝가 皮神經으로서 分布

適　應　症：$F_6$41과 같음

$F_6$43 (懸釐)＝$H_5$24

$H_5$24의 項 參照

$F_6$44 (頷厭)＝$H_5$25＝$F_5$46

$H_5$25의 項 參照

$F_6$45 (頭維)

大體的 部位：額角이며, 髮際에서 1/2橫指 들어간 部位

正確한 部位：위와 같음

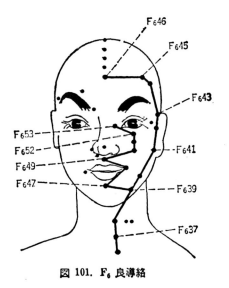

圖 101. F_6 良導絡

神　　經：三叉神經 第1枝가 皮神經으로서 分布

適　應　痛：頭痛, 三叉神經痛

F_646 (神庭)＝$F_4$73＝VM26

$F_4$73의 項 參照

F_647 (承漿)＝$H_6$23＝VM23

$H_6$23의 項 參照

F_648 (地倉)＝$H_6$24

$H_6$24의 項 參照

F_649 (水溝)＝$H_6$25＝VM24

$H_6$25의 項 參照

F_650 (巨髎)

大體的 部位：눈의 中央을 지나는 垂直線上이며, 鼻翼의 높이

正確한 部位：鼻翼의 外方, 約1橫指의 部位.

神　　經：三叉神經 第2枝가 皮神經으로서 分布

適　應　症：鼻疾患, 上齒痛, 顔面神經痲痹

F_651 (四白)

大體的 部位：눈의 中央을 지나는 垂直線上이며, $F_6$52와 $F_6$50과의 中間部

正確한 部位：위와 같음

神　　經：$F_6$50과 같음

適　應　症：眼疾患, 顔面神經痲痹, 三叉神經痛

F_652 (承泣)＝VM31

大體的 部位：眼窩下緣의 中央

正確한 部位：위와 같음

神　　經：$F_6$51과 같음

適　應　症：$F_6$51과 같음

F_653 (睛明)＝$H_4$23＝$H_5$27＝$F_4$75＝$F_5$39

$H_4$23의 項 參照

M. VM 良 導 絡

VM 良導絡의 走行은 다음과 같다.

恥骨接合中央部의 바로 위→下腹, 上腹, 胸骨部의 正中을 上行→前頭部, 顔面, 前額의 正中을 上行→頭頂部→眶窩中央下緣

VM 1 (曲骨)＝$F_2$16

大體的 部位：下腹部 正中線上이며, 恥骨軟骨接合의 直上部

114

正確한 部位 : 위와 같음

神　　　經 : 腸骨鼠徑神經이 皮神經으로서 分布

適　應　症 : 泌尿器 및 生殖器疾患(尿道炎, 膀胱炎, 子宮內膜炎, 尿閉)

VM 2 (中極)＝$F_2$17

大體的 部位 : 下腹部 正中線을 6等分하여 그 아래 1/6部

正確한 部位 : 위와 같음

神　　　經 : 腸骨神經이 皮神經으로서 分布

適　應　症 : VM 1과 같음

VM 3 (關元)＝$F_2$18

大體的 部位 : 下腹 正中線上이며, 아래 2/6部

正確한 部位 : 위와 같음

神　　　經 : VM 2와 같음

適　應　症 : 消化不良, 腸炎, 婦人病, 下腹部痛

VM 4 (石門)

大體的 部位 : 下腹 正中線上이며 그 中央

正確한 部位 : 위와 같음

神　　　經 : 腸骨下腹神經이 皮神經으로서 分布

適　應　症 : VM 3과 같음

VM 5 (氣海)

大體的 部位 : 下腹正中線上이며 위 2/6部

正確한 部位 : 위와 같음

神　　　經 : 肋間神經이 皮神經으로서 分布

適　應　症 : 腸炎, 腹膜炎, 虫垂炎, 婦人病

VM 6 (陰交)

大體的 部位 : 下腹 正中線上이며, 위 1/6部

正確한 部位 : 위와 같음

神　　　經 : VM 5와 같음

適　應　症 : VM 5와 같음

VM 7 (神闕)

大體的 部位 : 腹部 正中線上이며, 배꼽의 部位

正確한 部位 : 배꼽

神　　　經 : 肋間神經이 皮神經으로서 分布

適　應　症 : 意識障害, 腦溢血, 慢性消化器疾患(內臟下垂, 慢性胃腸炎)

VM 8 (水分)

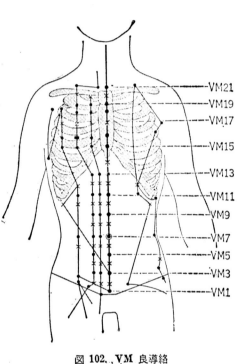

図 102. VM 良導絡

大體的 部位：上腹部 正中線을 8等分하여 그 아래 1/8部

正確한 部位：위와 같음

神　　　經：肋間神經이 皮神經으로서 分布

適　應　症：腹水, 腹膜炎, 胃腸疾患

VM 9 (下脘)

大體的 部位：上腹部 正中線이며 아래 2/8部

正確한 部位：위와 같음

神　　　經：VM 8과 같음

適　應　症：VM 8과 같음

VM 10 (建里)

大體的 部位：上腹正中線의 아래 3/8部

正確한 部位：위와 같음

神　　　經：肋間神經이 皮神經으로서 分布

適　應　症：胃疾患, 嘔吐

VM 11 (中脘)

大體的 部位：上腹 正中線의 中央部

正確한 部位：위와 같음

神　　　經：VM 10과 같음

適　應　症：胃疾患, 十二指腸潰瘍, 肝, 胆, 脾疾患

VM 12 (上院)

大體的 部位：上腹 正中線의 위 3/8部

正確한 部位：위와 같음

神　　　經：肋間神經이 皮神經으로서 分布

適　應　症：VM11과 같음

VM 13 (巨闕)

大體的 部位：上腹正中線의 위 2/8部

正確한 部位：위와 같음

神　　　經：肋間神經이 皮神經으로서 分布

適　應　症：心臟疾患(心悸亢進, 心臟瓣膜症, 狹心症), 胃疾患, 惡心, 嘔吐

VM 14 (鳩尾)

大體的 部位：上腹 正中線의 위 1/8部

正確한 部位：胸骨劍狀突起의 下方, 約 1橫指의 部位

神　　　經：VM 13과 같음

適　應　症：VM 13과 같음

VM 15 (中庭)

116

大體的 部位：胸骨正中線上이며 胸骨體의 **下部**

正確한 部位：위와 같음

神　　　經：肋間神經이 皮神經으로서 分布

適　應　症：喘息, 食道狭窄, 肝臟疾患, 心臟疾患, 嘔吐

VM 16 〈膻中〉

大體的 部位：胸骨正中線上이며, 左右 第4肋間의 中央

正確한 部位：위와 같음

神　　　經：肋間神經이 皮神經으로서 分布

適　應　症：心臟疾患, 乳腺炎, 乳汁分泌不足, 노이로제

VM 17 (玉堂)

大體的 部位：胸骨 正中線上이며, 左右 第3肋間의 中央

正確한 部位：위와 같음

神　　　經：VM 16과 같음

適　應　症：喘息, 氣管支炎, 胸膜炎, 心臟疾患, 肺結核, 嘔吐

VM 18 (紫宮)

大體的 部位：胸骨正中線上이며, 左右第2肋間의 中央

正確한 部位：위와 같음

神　　　經：VM 17과 같음

適　應　症：VM 17과 같음

VM 19 (華蓋)

大體的 部位：胸骨正中線上이며, 胸骨結合部(即 胸骨體와 胸骨柄의 接合部)

正確한 部位：위와 같음

神　　　經：VM 17과 같음

適　應　症：VM 17과 같음

VM 20 (璇璣)

大體的 部位：胸骨正中線上이며, 胸骨柄의 中央

正確한 部位：위와 같음

神　　　經：VM 17과 같음

適　應　症：VM 17과 같음

VM 21 (天突)

大體的 部位：胸骨 正中線上이며, 胸骨柄의 頸切痕의 直上部

正確한 部位：위와 같음

神　　　經：鎖骨神經이 皮神經으로서 分布

適　應　症：咳嗽, 甲狀腺疾患, 氣管支炎, 甲狀腺 홀몬의 分泌를 促進한다.

VM 22 (廉泉)

大體的 部位：前頸部의 正中이며 喉頭隆起의 直上部

正確한 部位：위와 같음

神　　　經：頸皮神經이 分布

適　應　症：嗄聲, 言語障害, 喉頭炎, 舌炎

VM 23 (承漿) ＝ H₆23 ＝ F₆47

H₆23의 項 參照

VM 24 (水溝) ＝ H₆25 ＝ F₆49

H₆25의 項 參照

VM 25 (素髎)

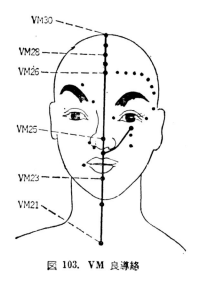

図 103. VM 良導絡

大體的 部位：鼻尖部

正確한 部位：위와 같음

神　　　經：三叉神經 第2枝가 皮神經으로서 分布

適　應　症：鼻疾患, 流涙過多

VM 26 (神庭) ＝ F₄73 ＝ F₆49

H₄73의 項 參照

VM 27 (上星)

大體的 部位：前頭部 正中線上이며, VM 25과 VM 30의 사이를 4等分하여 그 아래 1/4部

正確한 部位：위와 같음

神　　　經：三叉神經 第1枝가 皮神經으로서 分布

適　應　症：前頭痛, 眩氣症, 鼻疾患, 不眠症

VM 28 (顖會)

大體的 部位：前頭部 正中線의 中央(大泉門)

正確한 部位：위와 같음

神　　　經：VM 27과 같음

神　經　症：VM 27과 같음

VM 29 (前頂)

大體的 部位：前頭部 正中線의 위 1/4部

正確한 部位：위와 같음

神　　　經：三叉神經 第1枝가 皮神經으로서 分布

適　應　症：頭痛, 眩氣, 不眠症

VM 30 (百會) ＝ F₂21 ＝ F₄65 ＝ HM26

大體的 部位：頭頂部의 中央

正確한 部位：위와 같음

神　　　經：大後頭 神經이 皮神經으로서 分布

適　應　症：頭痛, 腦充血, 腦貧血, 高血壓症, 노이로제, 癲癇, 痔疾患

VM 31 (承泣)＝F₆52

F₆52의 項 參照

N. HM 良 導 絡

HM 良導絡의 走行은 다음과 같다.

尾骨尖端部→脊椎 正中을 上行→後頸部 및 後頭部

正中을 上行→頭頂部

HM1 (長强)

大體的 部位：尾骨尖端部

正確한 部位：尾骨과 肛門의 사이

神　　　經：肛門尾骨神經이 皮神經으로서 分布

適 應 症：痔疾患, 痔痛, 遺精, 淋疾, 下痢

HM 2 (腰兪)

大體的 部位：仙骨部이며 仙骨裂孔의 中央部

正確한 部位：위와 같음

神　　　經：仙骨神經後枝가 皮神經으로서 分布

適 應 症：HM 1과 같음

HM 3 (漢方에서는 名稱이 없는 治療點)

大體的 部位：第5腰椎棘突起 直下部

正確한 部位：위와 같음

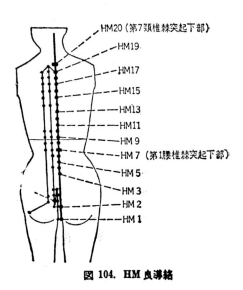

図 104. HM 良導絡

(labels: HM20 (第7頸椎棘突起下部), HM19, HM17, HM15, HM13, HM11, HM 9, HM 7 (第1腰椎棘突起下部), HM 5, HM 3, HM 2, HM 1)

神　　　經：腰神經 後枝가 皮神經으로서 分布

適 應 症：腰痛, 坐骨神經痛, 下肢痲痺, 膀胱疾患, 脊髓疾患

HM 4 (陽關)

大體的 部位：第4腰椎棘突起直下部

正確한 部位：위와 같음

神　　　經：HM 3과 같음

適 應 症：HM 3과 같음

HM 5 (漢方에서는 名稱이 없는 治療點)

大體的 部位：第3腰椎棘突起 直下部

正確한 部位：위와 같음

神　　　經：腰神經 後枝가 皮神經으로서 分布

適 應 症：小兒救急 治療點(人事不省, 腸捻轉, 腸出血), 腰痛, 精力減退

HM 6 (命門)

大體的 部位：第2腰椎棘突起 直下部

正確한 部位 : 위와 같음

神　　　經 : HM 5와 같음

適　應　症 : HM 5와 같음

HM 7 (懸樞)

大體的 部位 : 第1腰椎棘突起 直下部

正確한 部位 : 위와 같음

神　　　經 : 腰神經 後枝가 皮神經으로서 分布

適　應　症 : 腰痛, 消化不良, 下痢

HM 8 (漢方에서는 名稱이 없는 治療點)

大體的 部位 : 第12胸椎棘突起 直下部

正確한 部位 : 위와 같음

神　　　經 : 胸神經 後枝가 皮神經으로서 分布

適　應　症 : 黃疸, 腸出血, 鼓腸, 痔疾患, 脊椎카리에스

HM 9 (脊中)

大體的 部位 : 第11胸椎棘突起 直下部

正確한 部位 : 위와 같음

神　　　經 : 胸神經 後枝가 皮神經으로서 分布

適　應　症 : HM 8과 같음

HM 10 (漢方에서는 名稱이 없는 治療點)

大體的 部位 : 第10胸椎棘突起 直下部

正確한 部位 : 위와 같음

神　　　經 : HM 9와 같음

適　應　症 : HM 9와 같음

HM 11 (筋縮)

大體的 部位 : 第9胸椎棘突起 直下部

正確한 部位 : 위와 같음

神　　　經 : 胸神經 後枝가 皮神經으로서 分布

適　應　症 : 弛緩된 筋肉을 緊張시키는 治療點, 麻痺性疾患(腦出血, 脊髓性 小兒麻痺, 顔面
　　　　　　神經麻痺, 胃下垂, 不眠症, 노이로제

HM 12 (漢方에서는 名稱이 없는 治療點)

大體的 部位 : 第8胸椎棘突起 直下部

正確한 部位 : 위와 같음

神　　　經 : HM 11과 같음

適　應　症 : HM 11과 같음

HM 13 (至陽)

大體的 部位 : 第7 胸椎棘突起 直下部

正確한 部位 : 위와 같음

神　　經 : 胸神經 後枝가 皮神經으로서 分布

適　應　症 : 胃疾患, 頭痛, 食慾不振

HM 14 (靈台)

大體的 部位 : 第6 胸椎棘突起 直下部

正確한 部位 : 위와 같음

神　　經 : HM 13과 같음

適　應　症 : 喘息, 氣管支炎

HM 15 (神道)

大體的 部位 : 第5 胸椎棘突起 直下部

正確한 部位 : 위와 같음

神　　經 : 胸神經 後枝가 皮神經으로서 分布

適　應　症 : 精神病, 노이로제, 히스테리, 各種 神經症狀, 心臟疾患

HM 16 (漢方에서는 名稱이 없는 治療點)

大體的 部位 : 第4 胸椎棘突起 直下部

正確한 部位 : 위와 같음

神　　經 : HM 15와 같음

適　應　症 : HM 15와 같음

HM 17 (身柱)

大體的 部位 : 第3 胸椎棘突起 直下部

正確한 部位 : 위와 같음

神　　經 : 胸神經 後枝가 皮神經으로서 分布

適　應　症 : 小兒病(小兒疳症, 百日咳, 消化不良, 吐乳 等),

神經性疾患(노이로제, 히스테리) 呼吸器疾患

HM 18 (漢方에서는 名稱이 없는 治療點)

大體的 部位 : 第2 胸椎棘突起 直下部

正確한 部位 : 위와 같음

神　　經 : HM 17과 같음

適　應　症 : HM 17과 같음

HM 19 (陶道)

大體的 部位 : 第1 胸椎棘突起 直下部

正確한 部位 : 위와 같음

神　　經 : 胸神經 後枝가 皮神經으로서 分布

適　應　症 : 感冒, 頭痛, 眩氣症

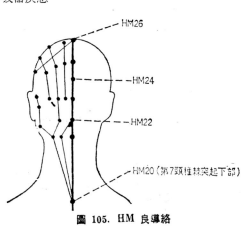

圖 105. HM 良導絡

HM 20 (大椎)＝$H_4 16$＝$H_6 19$＝$F_4 58$＝$F_5 28$

大體的 部位：第7頸椎棘突起 直下部

正確한 部位：위와 같음

神　　　經：胸神經 後枝가 皮神經으로서 分布

適 應 症：頭, 頸部, 四肢의 諸疾患, 痔疾患

HM 21 (瘂門)

大體的 部位：第1胸頸椎棘突起 直下部

正確한 部位：위와 같음

神　　　經：頸神經 後枝가 皮神經으로서 分布

適 應 症：言語障害, 嗄聲, 頭痛, 脊髓炎, 胸膜炎

HM 22 (風府)＝$F_4 60$

大體的 部位：項窩의 上方, 即 外後頭 隆起의 下際의 陷凹正中部

正確한 部位：위와 같음

神　　　經：大後頭 神經이 皮神經으로서 分布

適 應 症：감기, 咽頭炎, 頸項痛, 意識障害, 腦下垂體홀몬의 分泌를 促進한다.

HM 23 (腦戶)＝$F_4 61$

大體的 部位：後頭部 正中線을 HM22에서 HM26(頭頂部)까지 4等分하여 그 아래 1/4部

正確한 部位：後頭部의 外後頭隆起의 上際 正中部

神　　　經：大後頭神經이 皮神經으로서 分布

適 應 症：腦充血, 腦貧血, 三叉神經痛, 頭痛

HM 24 (强間)

大體的 部位：後頭部 正中線의 中央

正確한 部位：위와 같음

神　　　經：HM 23과 같음

適 應 症：HM 23과 같음

HM 25 (後頂)

大體的 部位：後頭部 正中線의 위 1/4部

正確한 部位：위와 같음

神　　　經：大後頭神經이 皮神經으로서 分布

適 應 症：頭痛

HM 26 (百會)＝$F_2 21$＝$F_4 65$＝VM30

大體的 部位：頭頂部의 中央

正確한 部位：위와 같음

神　　　經：大後頭神經이 皮神經로으서 分布

適 應 症：頭痛, 頭・頸・顔의 諸疾患, 痔疾患

■ 박종갑 ■

(전)대한한방침구연구소 소장

발행 저서
- 좌골신경통치료비법
- 침구실용경혈학
- 통증과 침구치료
- 침뜸 치료 보감총서
- 최신한방처방보감총서
- 피내침 실무
- 실제 한방 진단과 치료비법
- 경험방에 의한 한방진료

산이 **양도락치료방법**	정가 16,000원

2022年 1月 5日 2판 인쇄
2022年 1月 10日 2판 발행

편 저 : 박 종 갑
발행인 : 김 현 호
발행처 : 법문 북스
         (한 림 판)
공급처 : 법률미디어

152-050
서울 구로구 경인로 54길4(구로동 636-62)
TEL : 2636-2911~2, FAX : 2636-3012
등록 : 1979년 8월 27일 제5-22호
Home : www.lawb.co.kr

▌ISBN 978-89-7535-747-3 (93510)
▌이 도서의 국립중앙도서관 출판예정도서목록(CIP)은 서지정보유
통지원시스템 홈페이지(http://seoji.nl.go.kr)와 국가자료종합목
록 구축시스템(http://kolis-net.nl.go.kr)에서 이용하실 수 있습
니다. (CIP제어번호 : CIP2019026025)
▌파본은 교환해 드립니다.

대한민국 법률서적 최고의 인터넷 서점으로
법률서적과 그 외 서적도 제공하는

각종법률서적 신간서적도 보시고
정보도 얻으시고
홈페이지 이벤트를 통해서
상품도 받아갈 수 있는

정품 법률서적 종합 사이트
www.lawb.co.kr

(모든 법률서적 특별공급)

대표전화 (02) 2636 - 2911

양도점과 침혈

ISBN 978-89-7535-747-3

16,000원